アドバンス助産師育成 のための 教育プログラム

編集　日本助産実践能力推進協議会

医学書院

アドバンス助産師育成のための教育プログラム

発　行　2021年2月1日　第1版第1刷©

編　集　日本助産実践能力推進協議会

発行者　株式会社　医学書院

　　　　代表取締役　金原　俊

　　　　〒113-8719　東京都文京区本郷1-28-23

　　　　電話　03-3817-5600(社内案内)

印刷・製本　真興社

ISBN978-4-260-04319-9

執筆者一覧

● **編集**

日本助産実践能力推進協議会

● **執筆**（五十音順）

安達久美子	東京都立大学大学院人間健康科学研究科
新井　陽子	北里大学看護学部
石川　紀子	社会福祉法人恩賜財団母子愛育会 総合母子保健センター 愛育病院
石田　麗子	医療法人 田中産婦人科クリニック

一般財団法人日本助産評価機構

伊藤　美栄	独立行政法人国立病院機構 京都医療センター附属 京都看護助産学校助産学科
井村　真澄	日本赤十字看護大学大学院国際保健助産学専攻
井本　寛子	公益社団法人日本看護協会
江藤　宏美	長崎大学医学部
岡山　久代	筑波大学医学群
落合　直美	医療法人社団九折会 成城木下病院
北岡　　朋	日本赤十字社 東京都支部 大森赤十字病院
喜多村道代	公立学校共済組合 中国中央病院
久保　絹子	公益社団法人日本助産師会
黒川寿美江	聖路加国際病院
近藤由理香	杏林大学医学部付属病院
佐山　理絵	帝京平成大学ヒューマンケア学部
島田真理恵	公益社団法人日本助産師会
高田　昌代	一般社団法人日本助産学会
鶴見　　薫	湘南医療大学保健医療学部
砥石　和子	医療法人社団九折会 成城木下病院
中井　章人	日本医科大学多摩永山病院
中井　葉子	京都大学医学部附属病院
中根　直子	日本赤十字社医療センター
早川ひと美	公益社団法人日本看護協会 神戸研修センター
林　　啓子	杏林大学医学部付属病院
菱沼　由梨	東京都立大学人間健康科学研究科
福井トシ子	公益社団法人日本看護協会
堀内　成子	一般財団法人日本助産評価機構
松永真由美	聖路加国際大学大学院博士後期課程
村上　明美	公益社団法人全国助産師教育協議会
森田　知子	杏林大学医学部付属病院
山西　雅子	公益社団法人日本看護協会 健康政策部
山本　智美	社会福祉法人聖母会 聖母病院

発刊にあたって

　2015年4月に『助産実践能力育成のための教育プログラム』を発刊しました．この書で示された教育内容とプログラムをもとに，多くの分娩取扱施設で助産師の継続教育が展開されてまいりました．また，この書の発刊以来，都道府県看護協会の助産師職能委員会が主催する研修企画にも活用されています．

　2015年にアドバンス助産師® が誕生して以降，助産実践能力習熟段階（クリニカルラダー）® 認証のための申請やアドバンス助産師® を更新するための研修が活発に行われています．院内で行う研修はもとより，日本助産評価機構から承認を得て開催される研修も多数あります．多くの周産期関連学術団体でも助産実践能力習熟段階（クリニカルラダー）® 研修が行われています．このように多くの場所で，アドバンス助産師® 育成のために尽力してくださっている関係者，関係団体の皆様に感謝いたします．

　アドバンス助産師® は，2015年の初回認証以降，2016年・2018年・2019年（2017年は申請休止）の計4年間で1万人強誕生し活躍しています．2018年には，診療報酬に「乳腺炎重症化予防ケア・指導料」が新設されアドバンス助産師® が要件になりました．アドバンス助産師® は，医療計画の指標にもなっており，計画的に育成することが期待されています．

　このような背景からも，アドバンス助産師® の育成にかかる教育内容を充実させていくことは必須です．

　日本看護協会は，ウィメンズヘルスケア内容を検討し，2016年には日本助産実践能力推進協議会の承認を得て，ウィメンズヘルスケアに関する研修内容を充実させました．これで，助産師のコア・コンピテンシーに基づく標準的な助産師の継続教育プログラムが整い，全国で活用することが可能になりました．

　そこで本書では，「ウィメンズヘルスケア」に関して新たな解説を加えました．さらに，ハイリスク妊産婦の増加などから，臨床推論力の強化が必要になっているため，第II章で「助産師に必要な臨床推論力」を加筆しています．また，第III章では，「助産師の成長過程支援」を加筆しました．加えて，「教育技法」を追加しました．研修の最大効果を得るために，教育技法の工夫は大切です．ぜひ，参考にしていただきたいと思います．第IV章の「教育プログラム」は，臨床に負担なく活用できるように，工夫を凝らしています．〈専門的自律能力〉育成のための教育プログラムをリニューアルし追加しました．臨床では思考しにくい内容ですので，大いに参考にしていただけると思います．

　本書は2015年に発刊された『助産実践能力育成のための教育プログラム』をベースにしつつ，教育プログラムを見直し，アドバンス助産師® を目指す助産師とアドバンス助産師® の必携書となるようリニューアルをしました．そのためタイトルも『アドバンス助産師育成のための教育プログラム』に改めてい

ます．

　すべての分娩取扱施設に，本書が必ずあってほしいと思います．また，後輩
を育成する助産師はこの本を参考にして自己の助産実践能力習熟段階を確認す
ることができます．そして，分娩取扱施設，都道府県助産師会，都道府県看護
協会などの教育担当者は，本書の教育プログラムを活用することで研修を企画
し，運営することが容易になります．

　助産教育に携わっておられる教員の皆様には，特に教育技法や〈専門的自律
能力〉育成のための教育プログラムが参考になるとともに，助産師資格を取得
した新卒助産師にどのような継続教育が準備されているのかを確認することが
できます．

　新卒助産師は，本書がアドバンス助産師® を目指すための道しるべになって
いることに気づくことでしょう．助産学生は，自分の強み弱みを確認するため
に活用することができます．

　このように『アドバンス助産師育成のための教育プログラム』は，すべての
助産師が活用できます．

　2020 年は，2015 年に認証を受けたアドバンス助産師® が更新を行う更新初
年です．本書が，前書に続いて役立つことを願っています．

2020 年 11 月

日本助産実践能力推進協議会　編者を代表して

福井トシ子

『助産実践能力育成のための教育プログラム』発刊にあたって

　2013（平成25）年8月に，日本看護協会から『助産実践能力習熟段階（クリニカルラダー）活用ガイド』（以下，「活用ガイド」）が発行されてから1年半が経過しました．この間，現場のニーズに対応し「活用ガイド」が広く活用されるよう，「活用ガイド」の解説編も発行されました．そして，インターネット研修を含む，さまざまな研修会や全国の助産師職能委員会，助産師職能集会などで，解説編を用いた「活用ガイド」の普及啓発を行ってきました．

　「活用ガイド」の解説編による普及が広まり，助産実践能力習熟段階（クリニカルラダー）レベルⅢ認証の申請時期が明確になると，申請に向けた臨床助産師の反応が活発になってきました．特に教育を提供する組織側や職能団体などからのご意見を多数いただきました．どのような目的で，どのような研修内容を準備すればよいのか，すべてのステップアップに対応する研修計画だと膨大な研修の数になるが，何を指標とすればよいのか，という相談が相次ぐようになりました．

　そのような相談に対する返答では，施設での勉強会をステップアップ研修として位置づけてもよいとしていましたが，これまで系統立てられた研修や学習会が行われてこなかったという臨床の状況から，どのような目的でどのような内容を計画すればよいのかという相談や質問に変わってきました．

　「活用ガイド」では，クリニカルラダーに活かす研修の考え方と，活用できる研修の一覧を記してあります．研修計画の例も示してありますが，助産実践能力の枠組みを示す「コア・コンピテンシー」のカテゴリごとに研修計画を提示するには至りませんでした．このことから，研修を企画する教育担当者や看護管理職らからカテゴリごとの研修計画についての質問や，疑問，要望などが多数寄せられたと考えています．このような現場のニーズに応えようと，本書が完成しました．

　本書では，社会の変化と助産師への期待が熱く述べられ，助産師のクリニカルラダーの根幹をなす，助産師のコア・コンピテンシーについて解説し，助産師の助産実践能力習熟段階（クリニカルラダー）がどのようにして開発されたかを記しています．そして，本書のメインとなる第Ⅳ章には，クリニカルラダーのカテゴリごとに，A：倫理的感応力（ケアリング），B：マタニティケア能力，C：専門的自律能力を育成するための教育プログラムとして，参考となる教育計画を掲載しています．ここでは，教育担当者や管理職が現場で助産師をどのように育てていくのか，その参考になるだけでなく，個々の助産師がクリニカルラダーをステップアップしていくうえで，自分には何が必要なのかがわかるようになっています．

　また，クリニカルラダーレベルの評価と，助産実践能力習熟段階（クリニカルラダー）レベルⅢ認証制度について解説しています．

　2015（平成27）年8月，助産実践能力習熟段階（クリニカルラダー）認証の申請受付が開始されます．申請にあたっては，助産実践能力習熟段階（クリニカルラダー）ステップアップ研修と必須研修をクリアし，必要な要件を満たしたのち，看護管理者らの承認を得て申請していただくことになります．

　本書がステップアップ研修，必須研修計画を立案する際に，そして，認証申請までの道標となることを願っております．

2015年3月

日本助産実践能力推進協議会　編者を代表して

福井トシ子

目次

第 V 章　助産実践能力習熟段階（クリニカルラダー）® 研修と総合評価　151

第 Ⅵ 章　助産実践能力習熟段階（クリニカルラダー）® レベルⅢ認証制度　185

本文中に掲載しているウェブサイトなどの URL や QR コードは，2020 年 12 月現在の情報です．これらは予告なく削除・変更となる場合がありますので，ご了承ください．

社会の変化と
助産師への期待

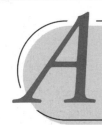

社会の変化と妊産婦像

分娩数の減少と周産期医療提供体制の変化

　2019 年のわが国における出生数は 865,234 人であり，少子化は止まるところを知らない状況である．周産期医療提供体制は，母子のさらなる安全確保と少子化対策の 1 つの方策としてその体制整備が進められ，各都道府県で総合周産期母子医療センターなどが整備され，母体ならびに新生児の救急・救命体制の充実が図られている．

　その一方で，産科医師や小児科医師の不足や地域偏在および分娩取り扱い施設の減少が問題となっており，その解決にはさまざまな課題が存在する．そして，助産師の偏在も現代の周産期医療提供体制の課題の 1 つといえる．

分娩取り扱い施設の減少

　厚生労働省の調査[1] によると 2017 年 9 月中に「分娩（正常分娩を含む）」を実施した施設は，一般病院 995 施設，一般診療所 1,144 施設であり，年々減少している．また，助産所についても同様で，日本助産師会全国助産所分娩基本データ収集システムによると 2019 年において分娩を取り扱う助産所は約 320 施設である．少子化に加え，産科医師の不足やハイリスク妊産婦の増加によって，今後さらに分娩取り扱い施設の集約が進み，分娩施設が減少していくことが予想される．

周産期にかかわる助産師の偏在

　平成 30（2018）年衛生行政報告例（就業医療関係者）の概要[2] によれば，2018 年度末の助産師数は 36,911 人で，病院が 23,199 人，診療所が 8,148 人であった．また，地域で活動している助産師数は，助産所 2,103 人，保健所 368 人，市区町村 1,273 人であった．

　出生場所別の出生数は，病院での出生数と診療所での出生数がほぼ同数であることから，助産師 1 人当たりが担当する妊産婦数は，診療所に就業する助産師のほうが圧倒的に多い．ハイリスク妊産婦の増加に伴い，高次医療施設での助産師の配置を手厚くする必要もあるが，病院に勤務する助産師は，低リスク産婦の分娩介助の経験が十分できない状況となっている．さらには，分娩件数の減少による産科病棟の混合病棟化によって，助産師が妊産婦ケアに集中できない状況も存在する．また，全国の助産師養成課程は分娩施設の減少に伴っ

て，実習施設確保に苦慮しているが，分娩数が多い診療所に実習の受け入れの要請をしても，実習指導ができる助産師がおらず受け入れを断られる状況が生じている．

　地域の助産所および保健所・市区町村で活動している助産師数は，病院勤務者や診療所勤務者と比較して少ない状況であり，妊産婦や子育て中の母親が地域で助産師の支援を受けにくい状況も存在する．

　助産師の地域偏在も問題となっている．例えば島根県の圏域別助産師数（人口10万人当たり，2012年）は37.1人であるが，山間地域の雲南医療圏15.0人，大田医療圏20.9人と地域偏在が顕著であることが報告されている[3]．圏域助産師数が少ない地域は過疎化と地域住民の高齢化が進み，出生数が減少している地域であるが，そのような地域で就業する助産師は，助産実践能力を積み重ねる機会が不足する状況に陥っている．

　このような助産師の就業先および地域偏在解消，助産師の実践能力強化および助産および看護学生の実習施設確保を図る1つの方策として，2015年度から「助産師出向支援導入事業」が開始された．これは，厚生労働省医療提供体制推進事業費補助金の看護職員確保対策事業の1つである．少子超高齢社会だからこそ，安心・安全な周産期医療提供体制を確保することが重要であり，助産師もまた，その医療体制の一資源である．助産師の偏在は早急に解決すべき課題であるといえよう．

2 女性の現状

　2015年における生涯未婚率は，男性23.37%，女性14.06%と2000年のデータ（男性12.57%，女性5.82%）と比較してもその割合は増加している[4]．未婚となる理由は非正規雇用の増加など社会情勢の変化も影響しているが，結婚観の変化もその影響要因の1つであると考えられる．また，女性の高学歴化と就業に対する意識の変化も相まって，2017年の夫の平均初婚年齢は31.1歳，妻は29.4歳[4]となっており，晩婚化が進んでいる．

　当然，平均初産年齢も上昇し，2018年は30.17歳[4]と報告されている．また，父母が結婚生活に入ってから第1子出生までの平均期間に関する統計では，2018年は2.44年[4]と報告されており，年々延長している．これは，不妊に悩むカップルの増加に伴うものと推測される．一方2009年の統計で結婚期間が妊娠期間より短く出生した嫡出第1子の割合を母の年齢階級別にみると，「15〜19歳」で8割，「20〜24歳」で6割[5]であり，若い世代の妊産婦では妊娠が先行し，結婚に至っていることが多い．すなわち，結婚を強制されることが減った現代において，子どもをもつ妊産婦の年齢およびその背景は，統計データからみても多様化していることが推察される．

　次に妊産婦の生活上の課題について概観する．平成29（2017）年国民健康・栄養調査の概要[6]によれば，やせの女性（BMI<18.5 kg/m^2）の割合は，20代21.7%，30代13.4%であり，他の年代と比較してやせの割合が高い．また，朝食欠食率は20代女性で23.6%，男性も30.6%と報告され，他の年代と

比較して高い状況となっている．さらには，主食・主菜・副菜を組み合わせた食事の頻度が1日2回以上ある週が，ほとんどないと回答した女性が20代は18.5%に上っているという．運動習慣（1回30分以上の運動を週2回以上継続し，1年以上継続している）のある女性も20代11.6%，30代14.3%と他の年代（20〜64歳20%，65歳以上39.0%）と比較して低い．

厚生労働省は，2006年に「妊産婦のための食生活指針」を発表した．この指針が発表された背景には，若い女性のやせが増加，新生児の平均出生体重が減少し続け，低出生体重児の出生が出生数の約10%となったことやDOHaD（developmental origins of health and disease：将来の健康や疾病の罹患は，胎児期・生後早期の環境の影響を強く受けて決定される）仮説が世界的に認知され始めたことがある．この指針をもとに妊産婦の食生活指導は，体重増加を抑制するのではなく，バランスのとれた食事を欠食なく摂取し，妊産婦それぞれの体格に応じた妊娠中の体重増加がなされるよう，支援する方向に転換している．

若い女性のやせで問題となるのは，低栄養によって卵巣機能の低下が生じ，妊孕性の低下をきたすことである．加えて，低エストロゲン状態が持続することによって，十分な骨量を蓄えることができず，更・老年期での骨粗鬆症の発症リスクを上昇させる．

また，妊婦のやせと周産期リスクとの関連を論じた文献[7]では，妊娠前にやせているほどリスクが高いものとして早産，低出生体重児，常位胎盤早期剥離，児死亡，児のNICU入院，児蘇生などがあること，妊娠中の体重増加が少ないほど周産期リスクが高いことなどが報告されている．日本の妊産婦は，妊娠中も授乳中も，非妊時と同様の食事を継続することが多いと知られている．また，妊娠中に体重を増加させないために糖質制限ダイエットを実施していた事例があると聞く．妊娠中に適切な体重増加が得られるような具体的な食事内容の提案や授乳期の十分な栄養摂取の必要性を伝えていく必要がある．

加えて，キャリア志向をもつ女性の増加および現代の経済の低迷で，妊娠しても就業を継続する妊産婦が増えている．食の課題とともに，就業しながら健康的に妊娠中の生活が送れるよう，妊産婦とともに考え支援していくことが助産師の役割としてさらに重要となってくると考えられる．

3 社会の変化

わが国の育児・介護は従来，日本型福祉の考え方によって行われていた．すなわち個人が支援を必要とする場合は，まず，家族や地域集団（近所や仕事先）などのインフォーマルサポートを受けるのが原則で，それが望めない場合のみ自治体・国家が援助するという構造であった．しかし，核家族化が進み，個人による家族のとらえ方もさまざまとなり，家族機能が低下している状況や地域における人と人とのつながりが希薄化している現代において，十分なインフォーマルサポートはなかなか期待できない状況となっている．

このような現状を踏まえ，国は，妊娠・出産・育児を支えるさまざまな施策

を打ち出している．その1つとして，子育て世代包括支援センター（法的名称は母子健康包括支援センター）の設置が挙げられる．「ニッポン一億総活躍プラン（2016年）」によって，2020年度末までに全国展開を目指すこととされている．このセンターは妊娠・出産包括支援事業と，子ども・子育て支援新制度の利用者支援などを運営する機能を担うものであり，ワンストップで利用者の視点に立った妊産婦とその家族への切れ目のない支援を実現することが期待されている．

　助産師も妊産婦とその家族を支援するチームの一員として，センター事業に参画することが求められているわけだが，施策の背景としては，以下に示す児童虐待や個別の対応が必要な妊産婦（困難事例）の増加があることを再認識すべきである．

児童虐待

　「児童虐待の防止等に関する法律」（2000年制定）において，児童虐待とは，保護者が18歳未満の子どもに対して，身体的虐待，心理的虐待，性的虐待およびネグレクトをすることとし，これを禁じている．そして，学校，児童福祉施設および医療施設など児童虐待を発見しやすい場所で業務するものが，児童虐待防止の啓発や早期発見に努めなければならないとしている．

　厚生労働省の報告では，2018年度の児童相談所での児童虐待相談対応件数は，159,850件（速報値）で過去最高の件数であり，1999年度に比べて14倍となったと報告された[8]．また，心理的虐待がその半数を占める．ただし，相談対応件数＝虐待実数ではなく，社会において児童虐待が疑われる事例の通報義務についての認識が広がり，近隣・知人の相談が増加していること，ドメスティック・バイオレンス（DV）事案への警察による対応体制が整備され，子どもの面前でのDVという心理的虐待についても警察から児童相談所に通報がなされるようになったことなどが件数増加に関連している．しかし，20年間で14倍もの相談件数増加は，社会が子どもに対して健やかに成長する環境を保証していない深刻な状況を示している．

　また，母親による乳児の虐待および出生当日の虐待による死亡の減少を図るには，予期しない・望まない妊娠や周産期メンタルヘルスへの対応の強化が必要であるといわれている．2020年に公開された統計[9]では，心中以外の虐待死事例は51例（54人）で，子どもの年齢は，0歳が22人（40.7%）と最も多く，うち月齢0か月が7人（31.8%）であった（**図1-1**）．「0日・0か月死亡事例」の発生予防および乳児の虐待防止への対応は，喫緊の課題である．

子どもを取り巻く環境と児童虐待

　2019年国民生活基礎調査[10]において，児童のいる世帯の生活意識をみると，「苦しい」と回答した割合が60.4%であり，全世帯（54.4%），高齢者世帯（51.7%）と比較し，生活が苦しいとする割合が高い．また，ひとり親世帯の貧困率は48.1%であったと報告されている．

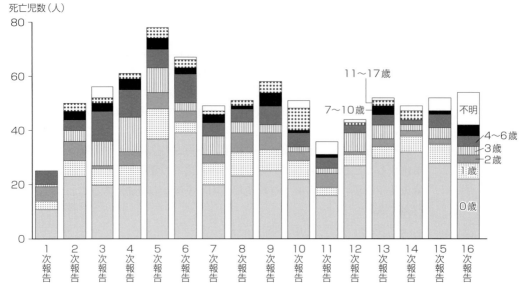

図1-1　死亡した子どもの人数と年齢（心中以外の虐待死）
1次報告は2003年7〜12月，2〜4次報告はつづく各年1月からの1年間，5次報告は2007年1月〜2008年3月，以降は年度ごとの集計.
〔厚生労働省：子ども虐待による死亡事例等の検証結果等について（第16次報告）．p60，表1-2-2-1．2020より作成〕

　　現在，離婚などによってひとり親世帯が増加しているが，子どもの保育環境が整備されない中，非正規雇用で働くことを余儀なくされる状況などによって，低収入であることが多い．また，子どもの貧困のみならず，家族機能の不全や，虐待などにより居場所のない子どもの増加が社会問題として認識されつつある．その対応策として，さまざまな民間活動団体および自治体が，子どもの居場所づくり事業や子ども食堂などの活動を展開しているが，状況の改善には多くの課題があるとされている．

 3　個別の対応が必要な妊産婦（困難事例）の増加

　　このような子どもの状況が認識される中妊産婦の背景も多様化し，個別の対応が必要な事例が増加している．妊娠期はメンタルヘルスの不調をきたすことも多いが，気分障害（うつ病，双極性障害）や神経症性障害（パニック障害，他）に悩む妊産婦も増加している．DV被害者や経済的不安をもつ妊婦も増加する傾向である．

　　個別の対応が必要な妊婦を児童福祉法では，「特定妊婦」と定義し，出産後の養育について出産前において支援を行うことが特に必要と認められる妊婦としている．なお，特定妊婦は，児童福祉法でその言葉が定められているため児童虐待のリスクが高い妊婦との印象があるが，あくまでも出産前から特に継続支援が必要と考えられる妊婦と認識する必要がある．子育て世代包括支援センターでは，妊娠期から地域だけではなく分娩施設の医療従事者を含めた多職種チームによって妊産婦の状況とその支援プランを共有し，支援を行っていく．

　特定妊婦となりうる事例としては，支援者のいない妊婦（未婚，ひとり親など），予期しない妊娠をした，あるいは妊娠の受け入れが十分ではない妊婦，心理的問題をもつ妊婦（精神疾患，知的問題など），経済的に困窮している妊婦などが該当する．

　また，対応にあたっては，支援者それぞれが対象妊婦と信頼関係を構築することが必要である．現代の女性は地域で人とのつながりが希薄な状況で生活していることも多い．そのような女性は，他者に支援を求めることができにくいといわれている．効果的な支援を展開するには，妊婦が助産師にはどんなことも相談できると思えるような関係性づくりに努めることが重要である．

● 引用文献

1) 厚生労働省：平成 29 年（2017）医療施設（静態・動態）調査・病院報告の概況．2018.
　https://www.mhlw.go.jp/toukei/saikin/hw/iryosd/17/dl/09gaikyo29.pdf
2) 厚生労働省：平成 30 年度衛生行政報告例（就業医療関係者）の概要．2019.
　https://www.mhlw.go.jp/toukei/saikin/hw/eisei/18/
3) 徳若光代：島根県からの実践報告① コーディネーターの立場から．助産雑誌 72：494-499，2018.
4) 国立社会社会保障・人口問題研究所：人口統計資料集 2020 年版.
　http://www.ipss.go.jp/syoushika/tohkei/Popular/Popular2020.asp?chap=0
5) 厚生労働省：平成 22 年度「出生に関する統計」の概況．2010.
　https://www.mhlw.go.jp/toukei/saikin/hw/jinkou/tokusyu/syussyo06/syussyo2.html
6) 厚生労働省：平成 29 年国民健康・栄養調査結果の概要．2018.
　https://www.mhlw.go.jp/content/10904750/000351576.pdf
7) 林昌子：妊娠中の体重増加量と周産期リスク．助産雑誌 73：102-105．2019.
8) 厚生労働省：平成 30 年度 児童相談所での児童虐待相談対応件数＜速報値＞．2019.
　https://www.mhlw.go.jp/content/11901000/000533886.pdf
9) 厚生労働省：子ども虐待による死亡事例等の検証結果等について（第 16 次報告）の概要．2020.
　https://www.mhlw.go.jp/stf/seisakunitsuite/bunya/0000190801_00001.html
10) 厚生労働省：2019 年国民生活基礎調査の概況．2019.
　https://www.mhlw.go.jp/toukei/saikin/hw/k-tyosa/k-tyosa19/dl/03.pdf

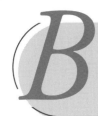

社会の変化に対応できる 助産師像・助産師に必要な能力

助産師に必要な能力

　　助産師の役割については，日本助産師会が，「助産師の声明」[1] において，助産師の定義や理念，倫理綱領，ならびに役割・責務を示し，その具体的な実践内容として，「助産師のコア・コンピテンシー」を示している．

　　助産師のコアコンピテンシーは，〈倫理的感応力〉〈マタニティケア能力〉〈ウィメンズヘルスケア能力〉〈専門的自律能力〉の4つの要素で構成される．

　　〈倫理的感応力〉とは，妊産褥婦を尊重し，そのニーズを鋭敏にとらえて倫理的に応答することであり，助産師活動における道徳的義務を実践に反映する能力である．

　　〈マタニティケア能力〉とは，分娩を核とするマタニティサイクルにおいて，安全で有効な助産ケアを提供することであり，妊娠期，分娩期，産褥期，乳幼児期における役割・責務を実践に反映する能力である．

　　〈ウィメンズヘルスケア能力〉とは，女性の生涯を通じた支援者であるとともに，相互にパートナーシップを築くことであり，ウィメンズヘルスにおける役割・責務を実践に反映する能力である．

　　〈専門的自律能力〉とは，専門職としてのパワーを組織化し，社会に発信することであり，助産管理および専門職としての自律を保つための役割・責務を実践に反映する能力である．

　　したがって，助産師の役割発揮にあたっては，この4つの能力に，助産師一人ひとりが習熟する必要がある．各能力の詳細については，23頁を参照していただきたい．

社会の変化に対応するために 助産師に求められる能力

　　さて，前項で述べたように，助産師が役割を発揮するために必要な能力は普遍的なものであるが，社会の変化や状況により，助産師に求められる役割は多様化している．例えば，自宅での出産が主であった時代と，病院や診療所での出産が主になった現代では，助産提供体制にかかわる環境の変化に応じて対応する能力が求められる．その他，大家族が大半で，出生数が200万人を超えていた時代と，核家族化が進み，出生数も100万人を切った現代では，妊産婦やその家族を取り巻く環境が全く異なり，これらに対応するための助産実践能力

も強化しなくてはならない．本項では，いくつかの側面から現代の社会変化に対応するために助産師に求められる能力を述べる．

すべての妊産褥婦と新生児に助産師のケアを提供するための助産実践能力

わが国の 2018 年の合計特殊出生率は 1.42（前年比 0.01 ポイント下降）と，少子化が続いている．加えて，第一子の平均出産年齢が 30.17 歳（前年同様）[2] となり，周産期医療の現場では出産の高年齢化や高度生殖医療技術による妊娠や，疾患を合併している妊婦などのハイリスク妊産婦や特定妊婦は増加している．そのため，ハイリスクケースに対応できる高度な専門知識の習得や施設に応じた助産実践能力の育成，妊産婦や新生児の状況に応じて提供する知識や技術の強化は，総合周産期母子医療センターや地域周産期母子医療センターのみならず，病院や診療所においても必要である．

また，産後の支援を受けにくい家族形態や社会環境など，妊産婦を取り巻く状況も複雑化しており，ハイリスク妊産褥婦や特定妊婦への支援のためには，多職種連携や地域連携など，周産期チーム医療を担う助産師の高度な専門性が求められる．

助産師の普遍的な役割である出産の支援では，妊産婦の主体性と自立や母子の自立を促す役割がある．加えて，個々の妊産婦の状況に対応できるように，産科リスク評価，助産診断能力，分娩経過観察能力，異常時や緊急時の対応能力の強化が必要とされる．

産科マネジメントにおいても，今後のさらなる少子化社会の進展を見据え，産科医の減少，少子化に伴ってみられる産科病棟の他科との混合化や縮小，産後ケアの必要性などから，院内助産・助産師外来の運営，産科混合病棟におけるユニットマネジメント，母子のための地域包括ケア病棟の推進など，妊娠期から子育て期にわたる切れ目のない支援に向けたマネジメントの能力も求められる．

すべての子どもが健やかに育つ社会の実現に向けた助産実践能力

2001 年から開始された「健やか親子 21」[3] は，母子の健康水準を向上させるために関係するすべての人々，機関・団体が一体となって推進する母子保健の国民運動計画であり，少子化対策の基盤とも位置づけられる．安心して子どもを産み，少子化社会において，国民が健康で明るく元気に生活できる社会の実現を図るための国民の健康づくり運動「健康日本 21」[4] の一翼を担うものである．「健やか親子 21（第 2 次）」[5] では，10 年後に目指す姿を「すべての子どもが健やかに育つ社会」として，すべての国民が地域や家庭環境などの違いにかかわらず，同じ水準の母子保健サービスが受けられることを目指している．少子化の進行，晩婚化・晩産化と未婚率の上昇，核家族化，育児の孤立化，子どもの貧困，母子保健領域における健康格差（小学生の肥満児の割合，3 歳児の

むし歯など）など，現在の母子保健を取り巻く状況を踏まえ，取り組みの方向性と目標や指標が示され，3つの基盤課題と特に重点的に取り組む必要のある2つの重点課題，課題詳細が設定されている．

　これらの課題の達成には，すべての助産師に，妊娠・出産・育児の切れ目ない支援に向けた妊娠期からの虐待予防，周産期のメンタルヘルス，不妊など，ウィメンズヘルスケアの知識と実践能力が求められる．また，医療機関や地域の助産師が連携し妊娠期から子育て期における切れ目ない支援を実施するための体制構築をめざす必要がある．

女性のライフステージに対応した健康支援のための助産実践能力強化

　「助産師の声明」[1] では，女性のライフステージに対応した健康支援における助産師の役割が示されており，支援の対象となる女性のライフサイクルの観点から，思春期，成熟期，更年期，老年期にある女性をより深く理解する必要がある．各期に合わせた支援のためには，リプロダクティブヘルス/ライツを含むウィメンズヘルスケアの知識と実践能力が求められる．

社会の変化を踏まえた人材育成

　先にあるように，晩婚化・晩産化，育児の孤立化などにより妊産褥婦・乳幼児を取り巻く環境が変化している．また，妊産褥婦の死亡原因にはうつによる自殺が挙げられるなど，妊娠期や産褥期のメンタルヘルス支援への対応が求められている．これらから，以前にも増して妊娠期から切れ目のない支援を行うことが求められており，助産師と助産師が所属する組織には，妊産褥婦に一体的な支援が提供できるような人材育成が求められる．

　以降は，助産ケア提供の場の例として，①病院や診療所，②地域包括ケアシステムを挙げて助産師の人材育成について述べる．

病院，診療所における人材育成について

　現在，周産期医療施設の機能分担が整備され分娩の集約化が図られている．住み慣れた地域で出産ができない妊産婦もいることから，妊娠期から育児期まで切れ目のない支援を行うためには病院，診療所での院内助産・助産師外来の開設が重要である．

　国では2008年に「安心と希望の医療確保ビジョン」[6] が策定され，その中で医師と看護職の協働の充実を挙げ，「（助産師が）医師との連携の下で正常産を自ら扱うよう，院内助産・助産師外来の普及などを図るとともに，専門性の発揮と効率的な医療の提供の観点から，チーム医療による協働を進める」として以降，院内助産・助産師外来の普及が進められている．2016年には「周産期医療体制のあり方に関する検討会意見の取りまとめ」[7] においても，改めて

「ローリスクの分娩に対する院内助産の活用」が示され，2020年の診療報酬改定では，総合入院体制加算に院内助産・助産師外来が要件の項目に加わった．このようなことから，医師の働き方改革の一環としても，院内助産や助産師外来の役割が期待されていることも見逃せない．

また，「周産期医療体制のあり方に関する検討会意見の取りまとめ」[7] には，「助産師の出向システム（周産期母子医療センター等の助産師が地域の分娩取扱診療所等に出向し，分娩取扱のスキルアップ等を図るシステム）の推進等の取り組みが必要」とも記載された．

現在，助産師は，その大半が病院・診療所に所属しており，その役割は施設の周産期機能に依存している．また，助産師の配置基準が規定されていないことから各医療機関で助産師数が異なる状況がある．今後，集約化が一層進むことが予想される中で，地域のあらゆる場で助産師が専門性を発揮していくためには，助産師出向支援導入事業等を活用して偏在是正を図るとともに，助産実践能力習熟段階（クリニカルラダー）® を参照しながら組織内で計画的な助産師育成を行い，助産師が院内助産・助産師外来を担えるようにする必要がある．

2　地域包括ケアシステムにおける人材育成について

妊娠期から育児期にある妊産褥婦とその家族の支援において最も重要な役割を果たしているのは地域包括ケアシステムとそこで助産ケアを提供している助産師である．

分娩の集約化が図られ，妊産婦の生活圏と周産期医療圏が合致しないことにより，母子保健施策の狭間に落ち，必要な支援が十分届いていない妊産褥婦が存在している．これは，各市町村によって母子保健施策の取り組み状況が異なり，自治体を超えてサービスを利用することができないことなども起因している．

このような状況から，地域で活動する助産師には，従来の助産所におけるローリスク妊産婦へのケアや地域における妊産褥婦の支援に加えて，行政機関との積極的な連携が必要である．

さらには，周産期医療圏においてリーダーシップを担う総合周産期母子医療センターと連携を図り，ハイリスク妊産褥婦も含めた産後ケア体制の強化が必要である．また，学校保健安全法の改正を受けて，学童期も含めた妊娠期前の健康教育にも積極的にかかわる必要がある．

以上の背景から考えると，地域包括ケアシステムにおける助産師の活用を推進するためには，各自治体での助産師の雇用計画も含め人材育成が必要ではないだろうか．

4　まとめ

少子化に加え，核家族化や地域のつながりの希薄化により，地域で妊産褥婦

や家族を支える社会的基盤が弱くなっており，妊産褥婦は妊娠，出産，産後の期間にさまざまな不安や負担を抱えていることが明らかにされている．また，周産期医療において，晩婚化によるハイリスク妊娠が増加しており，安全で安心な出産，子育てができるような医療・支援体制が課題となっている．

　一方で，少子化や産科医師不足の影響により，分娩取扱医療機関の集約化が進んでいる．分娩数が少ない分娩取扱医療機関では，産科病棟の混合化が進み，重症度の高い患者と妊産婦が同じ病棟や病室に入院することで，妊産婦のニーズに応じたタイムリーなケアを提供できない実態が報告されている．

　妊産婦にとっては，分娩取扱医療機関の閉鎖などにより住み慣れた地域での妊婦健診や分娩ができなかったり，出産した分娩取扱医療機関の所在地と実際の生活圏が異なることにより，子育て期に必要な支援が途切れたりしてしまう実態もある．

　「成育医療等基本法」や「母子保健法の一部を改正する法律」（いわゆる産後ケア法案）の成立により，妊娠期から子育て期まで妊産褥婦に伴走するという専門性をもつ助産師には，医療機関の中だけではなく地域での活動が，今後より求められるだろう．

　これからの助産師に求められる能力は，地域で生活する妊産褥婦を支えるために，病院・診療所においては国が推進している院内助産・助産師外来を担うこと，分娩取扱医療機関の集約化が進む中においても妊産褥婦に適切な環境を組織とともに整備しながら助産ケアを提供していくことが重要である．助産所や地域で活動する助産師においては，従来通り助産はもとより，地域で生活する妊産褥婦の健康支援や育児支援を継続し，妊娠期から子育て期まで切れ目のない支援を提供するために行政保健師との協働を進め，病院・診療所に所属する助産師とともに周産期医療圏における地域連携をより強化していくことが重要である．

● 引用文献

1) 日本助産師会：助産師の声明・綱領.
　http://www.midwife.or.jp/general/statement.html
2) 国立社会保障・人口問題研究所：人口統計資料集. 2020.
3) 厚生労働省：「健やか親子21」の推進について.
　https://www.mhlw.go.jp/seisakunitsuite/bunya/kodomo/kodomo_kosodate/boshi-hoken/sukoyaka-01.html
4) 健康日本21.
　http://www.kenkounippon21.gr.jp/
5) 厚生労働省：「健やか親子21（第2次）」について検討会報告書. 2014.
　https://www.mhlw.go.jp/stf/houdou/0000044868.html
6) 厚生労働省：安心と希望の医療確保ビジョン. 2008.
7) 厚生労働省：周産期医療体制のあり方に関する検討会意見の取りまとめ. 2016.

● 参考文献

1) 福井トシ子 編：新版 助産師業務要覧―Ⅱ実践編　2020年版，第3版．日本看護協会出版会，2019.
2) 福井トシ子 編：新版 助産師業務要覧―Ⅲアドバンス編　2020年版，第3版．日本看護協会出版会，2019.

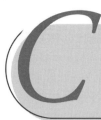

助産師育成にかかわる現状と取り組み

1 助産師育成にかかわる現状

　少子高齢化による分娩件数の減少に伴い産科混合病棟は増え，ハイリスク分娩の増加による帝王切開率の上昇などもあり，新人助産師の分娩介助件数を確保できない現状がある．

　出生数は 2016 年から 100 万人を割り，2017 年の調査[1] では「分娩（正常分娩含む）」を実施した施設は，一般病院 995 施設，一般診療所 1,114 施設で年々減少している．分娩施設のうち「院内助産所あり」は一般病院 160 施設（分娩取り扱いありの施設の 15.5%），一般診療所 54 施設（同 4.3%）となっている[1]．

　母体の出産年齢が高齢化し，35 歳以上での出産が 3 割近くに増加している．産科合併症は全妊産婦の 54.8% に発生するともいわれ，また，偶発合併症（妊娠していなくても発症する疾患）の発生頻度は 2001 年に比較し 2010 年には 10% 以上増加し，全妊産婦の 32.2% を占める[2]．偶発合併症の増加は妊産婦の高齢化に依存している[2]．**図 1-2** にみられるように出生数は減少し，加えて，帝王切開率が上昇しているため経腟分娩が減り，新人助産師の分娩介助件数が確保できない状況にある．

　新人育成だけでなく，助産師全体の実践能力強化にも困難が生じている．分

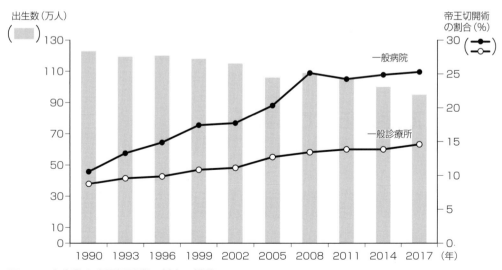

図 1-2　出生数と帝王切開術の割合の推移
（厚生労働省：平成 29 年（2017）医療施設（静態・動態）調査・病院報告の概況．2018 より作成）

娩件数の減少は，一般の病院や診療所では必然的に産科混合病棟を増加させる．日本看護協会が行った産科混合病棟に関する調査[3]では，産科単科は総合周産期母子医療センターでは64.7%，地域周産期母子医療センターで28.1%，一般病院では10.7%である．正常分娩率の高い地域周産期母子医療センターや一般病院に産科混合病棟が多いという点も，分娩介助件数の減少に相まって助産師が本来の業務に専念できず助産ケアの経験を積むことができず，助産実践能力が強化されにくい環境の原因になっている．

2 現状への取り組み

　日本看護協会では，産科混合病棟の管理体制として病棟の一部を「ユニット化」または「区域管理（ゾーニング）」し，廊下を含むひとかたまりを産科だけの区域として使用する「ユニットマネジメント」を推進する一方，地域包括ケア病棟の仕組みを活用した「母子のための地域包括ケアシステム」「母子のための地域包括ケア病棟」を提案している．

　ユニットマネジメントは，他科患者の入室基準の遵守により母子の感染予防や，妊産褥婦，新生児に安心・安全な入院環境の提供ができる．かつ助産師は本来の業務に専念できるため助産師の実践能力強化につながる．

　「母子のための地域包括ケア病棟」は，妊娠・分娩・産褥期のケア，新生児のケアの提供以外に，産後うつなどのメンタルヘルスの不調を抱えた人の支援や虐待予防のための受け入れ，社会的なハイリスクがある母子の生活復帰支援機能をもつ病棟で，継続した切れ目のない助産ケアの提供を行う．病院の助産師が地域へ出て継続してケアを提供することも可能とし，地域の助産師や保健師と妊娠中から産後の継続的な支援について必要時に情報交換を行い，病院と地域が連携し，妊産婦への継続した支援，産後の子育て支援ができるシステムである[4]．妊産褥婦，新生児が助産師のケアを継続的に受けることができ，助産師は助産実践能力の幅を広げることができる．

　また，助産師の偏在や，助産実践を積み重ねる機会の不足などを解決する方策として，助産師の出向を推進するため，2015年度より厚生労働省看護職員確保対策特別事業「助産師出向支援導入事業」が開始された．

3 助産師を育てる責任

　助産師を育てる責任は，所属する組織にも職能団体にもある．総合周産期母子医療センターや地域周産期母子医療センターでは，ハイリスク妊婦に対する高度な専門知識が必要である．病院や診療所においても，施設に応じた妊婦管理の知識や助産師の実践能力，妊産婦や新生児の状況に応じて提供する知識や技術の強化が必要である．どのような人材が必要か，目標の達成課題を明確にし，中長期的な計画でプログラムを作成し，どのように現任教育を行うかが重要である．

　組織に「育てる責任」がある一方，個々の助産師にも「自らで育つ責任」がある．組織は助産師が成長できる職場環境を整えること，必要な教育プログラムを提供することが求められるが，助産師も決められた能力を開発プログラムに従うだけではなく，自らの価値観や考え方，目指すべき目標達成のために主体的に能力開発していく必要がある．「段階的な目標設定とフィードバック」「新しい知識や技術が身につけられる」「能力を発揮する場がある」「やりがいを感じられる」などの積み重ねで助産師は自己成長できるようになる．

　職能団体は，助産師が専門性を発揮する体制整備に取り組む一方，施設の運営に必要な助産実践能力をめぐる課題を明らかにし，実践能力（助産ケアの質）の向上を目指してきた．日本助産師会は，卒後教育として研修単位取得を推進し，日本看護協会は，助産実践能力向上のために「新卒助産師研修ガイド」を作成し，全国で統一して使用できる「助産実践能力習熟段階（クリニカルラダー）CLoCMiP（Clinical Ladder of Competencies for Midwifery Practice)®」を作成し運用してきた．2015 年には，助産関連 5 団体で助産実践能力習熟段階（クリニカルラダー)® レベルⅢ認証制度を創設し，その普及に取り組んできた．職能団体が助産師の質を担保するために，全国で統一された育成システムを構築する意義は大きい．

4 組織としての目標管理と個人としての目標管理

　目標管理制度（MBO：management by objectives）とは，米国のドラッカー（Drucker.P.F）が「目標による管理」として提唱したもので，「組織の目標と個人の目標を一致させ，個人を動機づけしながら組織の力を最大限に発揮していくための手法である」といわれる．目標には戦略，組織，職務からあるべき成果を期待する「成果目標」と，動機づけにより，能力・資質を伸ばし，行動を支援していこうとする「能力・行動開発目標」がある．「成果目標」は人事考課に結びつけられ，「能力・行動開発目標」は人材育成として活用される．これらが短期的な目標なのに対して，キャリア開発プログラム（CDP：career development program）の長期的な目標も考慮されるべきである（**図 1-3**）．CDP とは，組織が従業員を育成するプログラムの 1 つで，個人の適性・希望を考慮しながら，教育研修や配属先を決定し，従業員の能力を最大化するための長期的なプログラムである．個人にとっては，自分のキャリアゴールやそこに至るためのキャリアプランを考えることを意味する．

　病院で行われている目標による管理は，経営方針や経営目標を職員に示し，病院の経営目標から看護部の目標，さらに病棟の目標を設定し，個人の目標に落とし込んで経営目標を達成することにある．経営目標を達成するために，組織に必要な人材を目標設定し，中長期的な計画でプログラムを作成し育てることともいえる．また，病院の人材育成は，病院の地域での役割も考慮した現任教育であることが求められる．

　CDP にあたっては目標による管理と，個人の能力開発をどのように融合させていくかが要となる．トップダウンで与えられた課題が個人の興味ある目的

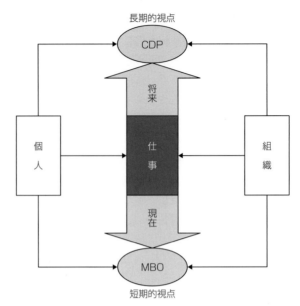

図 1-3　目標による管理とキャリア開発

(横山哲夫 編著：キャリア開発/キャリア・カウンセリング―実践・個人と組織の共生を目指して. p371, 生産性出版. 2004 より作成)

と一致するとは限らないが, トップダウンの課題を個人の課題に落とし込み, 何ができるか考えてもらうことで成長につながる. 一方で, 個人のやりたいことや組織の課題を提案してもらい, ボトムアップで変革を起こす活動も, 職務満足感の「精神的にやりがいのある仕事」というモチベーションになり, 組織を活性化させることになる. 助産師のような技術職は, 地域における病院の役割に応じた知識・技術を段階的に習得することで, 組織に貢献し将来のキャリアに結びつけていくことになる. 効果的な CDP の実現には, ①組織の求める人材像や人員計画に基づいた研修などの教育プログラムが提供されること, ②個人にキャリアを考えさせる機会を与え, 管理者とともにその適正や希望をすり合わせ, 反映しながら教育と配属が行われること, ③個人の能力や教育の情報が蓄積され, 面接などでフォローを行い, 必要ならば軌道修正されることが必要である.

　2013 年から始まった助産師の「キャリア開発プログラム」といえる助産実践能力習熟段階（クリニカルラダー）® は, 目標による管理を活用した人材育成に用いられる. 中堅助産師やベテラン助産師の人材育成には, モチベーションという意味でも, 能力や関心に応じた役割や活動を与えるべきである. そのための目標や指標, 必要な教育内容が提示されている.

　人材育成は管理者の役割である一方, 目標達成過程で当人の看護職としての成長になるように, 長期的に, 結果だけでなくプロセスも大切にしながら, 個人の能力を活かしていく必要がある. そのためには, 個人の希望や能力などの情報を把握するとともに, 個人をよく観察し見極め, 今後のキャリアの方向性に有用な面接を行う必要がある.

● 引用文献

1) 厚生労働省：平成 29 年（2017）医療施設（静態・動態）調査・病院報告の概況，p20，2018.
   https://www.mhlw.go.jp/toukei/saikin/hw/iryosd/17/dl/09gaikyo29.pdf
2) 中井章人：妊産婦の診療の現状と課題，第 2 回妊産婦に対する保健・医療体制の在り方に関する検討会，2019.
3) 日本看護協会：平成 28 年度分娩取扱施設におけるウィメンズヘルスケアと助産ケア提供状況等に関する実態調査報告書．2017.
4) 福井トシ子 編：新版助産師業務要覧［Ⅲアドバンス編］第 3 版．pp71-79，日本看護協会出版会，2019.

第II章

助産師の
コア・コンピテンシー

「助産師の声明」作成の経緯と主な内容

　「助産師の声明」とは，2006年に日本助産師会が，助産師専門職能団体として，助産師の定義，助産師の理念，助産師の倫理綱領，助産師の役割・責務について，その見解を公表した文書である．助産師とは何をする人で，どのような哲学的基盤をもって活動する専門職なのか，助産師がその活動において遵守しなければならない道徳的な義務とはどのようなものか，また，助産実践における役割・責務とは具体的にどのようなことであるかを示している．

　助産師が，この「助産師の声明」を基盤として活動することは，助産師自身あるいは助産師間で自分たちは何をする人なのか，その職務を明確に認識しつつ，良質のケア提供に努力していくことを可能とする．また，声明によって，助産師が支援対象とする女性とその家族および社会の人々が，助産師の業務内容を的確に理解することが可能となる．

　「助産師の声明」は，2005年度の日本助産師会特別委員会「業務検討委員会」において，検討・作成がなされた．その際には，日本助産学会の「日本の助産婦が持つべき実践能力と責任範囲」，国際助産師連盟（ICM：Internationalal Confederation of Midwives）・WHOの助産師関連資料を参考にした．また，3回のデルファイ法調査で，助産師，医師および多領域の有識者54名に意見聴取を行った．「助産師の声明」は，2006年2月に完成し，2006年度総会で承認され，公表された．

　「助産師の声明」において，助産師とは，法に定められた所定の課程を修了し，助産師国家試験に合格して，助産師籍に登録し，業務に従事するための免許を法的に取得した者であり，自らの専門的な判断と技術に基づき周産期および育児期にある母子へのケア提供を行うだけではなく，女性の生涯における健康を支援し，女性やその家族および地域社会に広く貢献する者であるとしている．また，助産師の理念としては，〈生命の尊重〉〈自然性の尊重〉〈智の尊重〉が助産師の全活動を支える哲学的基盤であり，助産師のもつべき必須の概念であるとしている．

　「助産師の倫理綱領」は，助産師の理念を行動として具体化するにあたり，助産師が遵守しなければならない道徳的な義務11項目（生命・人間としての尊厳と権利の尊重，平等なケアの提供，最善のケアの提供，信頼関係に基づいたケアの提供，権利の尊重と支援，秘密の保持，自己の決定と行動に対する責任，専門的知識や技術の発展，専門職能団体による職能的水準の維持，保健政策の実施，自己の健康の保持・増進）を示している．助産師の役割・責務では，妊娠期・分娩期・産褥期・乳幼児期，ウィメンズヘルス，助産管理および専門職としての自律を保つための役割・責務を具体的に示している．

　「助産師の声明」は，助産師が専門職であることを社会に示し，また，社会の要請に応じて，その責務を果たしていくことができるようにするために必要不可欠な文書であるといえる．

「助産師のコア・コンピテンシー」作成の経緯

 日本助産師会業務検討委員会にて発足

　2004年12月11日，日本助産師会，近藤潤子会長（当時）の要請に応え，三井政子委員長のもとに，平澤，谷津，神谷，山本，加納，土屋，松岡，江藤の8人の委員で，業務検討委員会が発足した．目的は，日本助産師会において，助産師について広く国民に理解していただき，また助産師同士が互いのことを承認し合い，専門職業人として活動していくために，助産師の定義・理念・倫理・業務範囲，および役割・責務について明文化することであった．

　タイムスケジュールを作成し，2005年5月総会時に本部提案とすること，2005年助産師会ブロック研修で検討してもらうために7月までに機関紙「助産師」に掲載することを決め，最終的に2006年日本助産師会総会で承認を得ることを目指し，急ピッチでとりかかった．

 素案の作成

　「助産師業務基準」として，国際関連からWHO，ICM，日本の法的根拠と助産師の責務について，保健師助産師看護師法，日本看護協会，全国助産師教育協議会，日本助産学会，日本助産師会の各助産関連団体の文言を照合した．同様に，「助産師の定義」についても検討した．「業務範囲」は，妊娠期・分娩期・産褥期・新生児期・ハイリスク母子・女性・家族へのケアとその責任範囲，地域母子保健，専門職種としての行動と自律性に大分し，内容を抽出した．「助産師の必須能力」については，日本助産学会，全国助産師教育協議会，日本助産師会，ICMの助産師の業務内容を比較検討した．

　2005年3月6日，第3回会議において「助産師の定義」「助産師の役割・責務（5領域）」「助産師の理念（3つ）」「助産師の倫理綱領（10項目）」の骨子が整い，4月24日，第4回会議において，「助産師の役割・責務（6領域）」において助産管理における責務を追加した．

 デルファイ法調査

　2005年5月の総会において，助産師業務基準を検討し，7月の機関誌に，以下の文言を掲載し，広く意見を求めた．

業務検討委員会では，前年度に引き続き検討してきた助産師の定義，理念，倫理，役割と責務，必須能力などを包含する「助産師に関する声明」（案）を作成いたしました．今後は，会員の皆様お1人お1人のご意見を伺うのと同時に，有識者の方たちのご意見も繰り返し頂きながら，今年度中に洗練した内容にしていきたいと考えております．

表2-1　第1回デルファイ法調査後の助産師の「役割・責務」案

役割・責務		項目数
Ⅰ．正常の妊娠期，分娩期，産褥期，乳幼児期における役割・責務	1．妊娠期ケア	7
	2．分娩期ケア	9
	3．産褥期ケア	8
	4．新生児/乳幼児期（0〜3歳児）ケア	5
Ⅱ．地域母子保健における役割・責務		3
Ⅲ．ハイリスク，高度医療（先端医療）における役割・責務	1．ハイリスク児とその家族におけるケア	4
	2．出生前診断・遺伝相談におけるケア	4
Ⅳ．ウィメンズヘルスにおける役割・責務	1．リプロダクティブ・ヘルスにおける活動	20
	2．思春期における活動	6
	3．中高年における活動	4
Ⅴ．助産業務管理における責務		7
Ⅵ．専門職としての自律を保つための責務		10

　その後，デルファイ法調査において，項目や文章表現などを洗練していった.
　第1回目のデルファイ法調査は，2005年7月30日発信，8月31日を返送期限とした．結果10月1日に以下のとおり，「役割・責務」に関しては，大幅に修正した（**表2-1**）．「助産師の定義」，「助産師の理念」「助産師の倫理綱領」については，大きな修正はなかったものの同様に検討した.
　第2回目は，2005年10月3日に発信，10月30日を返送期限とした．11月23日に修正したものについて第3回目のデルファイ法調査を2006年2月に行い，意見を統合した.

4 まとめ

　デルファイ法調査後，業務検討委員会を重ね，文言の修正・統一，洗練を繰り返し，最終的に「助産師の定義」，「助産師の理念」（1.生命の尊重，2.自然性の尊重，3.智の尊重），「助産師の倫理綱領」（11項目）をまとめた．「助産師の役割・責務」については，それぞれの助産ケアの中に，「役割・責務」と「必要な能力」を合わせて記載した．これらの関係性を，「助産師のコア・コンピテンシー」として図示した（**図2-1**）．助産師のコア・コンピテンシーは，〈倫理的感応力〉〈マタニティケア能力〉〈ウィメンズヘルスケア能力〉〈専門的自律能力〉という4つの要素から構成される．助産師の実践能力としてこれらの構成要素が必要な理由は，「助産師の声明」に示された「助産師の理念」，すなわち〈生命の尊重〉〈自然性の尊重〉〈智の尊重〉に根拠がある．2006年6月に日本助産師会総会で承認，助産師会の手帳として作成された[1].
　これらの経緯を経て，日本の助産師に求められる必須の実践能力である助産師のコア・コンピテンシーが誕生した．助産師として，対象となる一人ひとりの女性，子どもおよび家族に徹底的に寄り添いケアを提供し，専門職として自

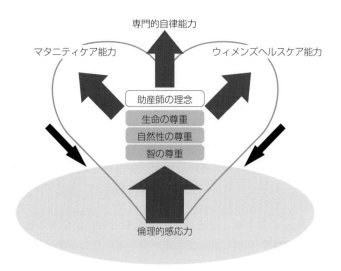

図 2-1　助産師のコア・コンピテンシー
〔日本助産師会出版：助産師のコア・コンピテンシー（http://www.midwife.or.jp/midwife/competency）より〕

　らも自己研鑽を続けていくという，日本の助産師の拠って立つ基盤が明文化された.

 「助産師のコア・コンピテンシー」の内容

 「助産師のコア・コンピテンシー」とは

　国家資格として位置づけられる助産師には，広く社会の要請に応じてその責務を果たすことが求められる. 助産師のコア・コンピテンシーとは，日本の助産師に求められる必須の実践応力である[2]. この助産師のコア・コンピテンシーは，「助産師の声明」[3] に規定されている〈生命の尊重〉〈自然性の尊重〉〈智の尊重〉という助産師の 3 つの理念を基盤として，コア・コンピテンシーの 4 つの要素である〈倫理的感応力〉と〈マタニティケア能力〉〈ウィメンズヘルスケア能力〉〈専門的自律能力〉は互いに関連し，循環的な関係にある（図 2-1）[2].

 コア・コンピテンシーの 4 要素

● **倫理的感応力**

　〈倫理的感応力〉とは，「助産師の倫理綱領」[3] に示された，助産師活動における道徳的義務を実践に反映する能力である[2]. 助産師には，女性と子ども，そしてその家族個々の信念，価値観，権利，尊厳を重んじ，ニーズに適切に反応する能力，すなわち倫理的に応答する能力が求められる. また，個人のプラ

イバシーに配慮し，情報の保護を遵守する．

【実践の基準】

①女性と子どもおよび家族の生命，人間としての尊厳と権利を尊重する．

②女性と子どもおよび家族に対して，国籍，人種，宗教，社会的地位，ライフスタイル，性的指向などによる何らの差別を設けずに，平等にケアを提供する．

③女性と子どもおよび家族にとって最善のケアを提供する．

④女性と子どもおよび家族との間に信頼関係を築きつつケアを提供する．

⑤女性と子どもおよび家族をエンパワーメントする立場として，女性と子どもおよび家族に有益で専門的な情報を提供し，十分な情報に基づいて対象が選択する権利を支援する．

⑥女性と子どもおよび家族の知る権利と自己決定する権利を尊重するとともに，女性と子どもおよび家族が自ら選択した結果に対する責任を引き受けることを支援する．

⑦個人のプライバシーを守るために，女性と子どもおよび家族に関する情報の保護を遵守する．

⑧自己の決定と行動に対して責任をもち，さらに，女性と子どもおよび家族へのケアに関する説明責任を有する．

⑨助産師同士の組織を作り，互いに情報交換して，助産ケアの質を向上させる．

⑩助産師自身の健康保持・健康増進に努める．

● マタニティケア能力

　〈マタニティケア能力〉とは，「助産師の声明」の「助産師の役割・責務4-1」[3] に示された，妊娠期，分娩期，産褥期，乳幼児期におけるケア提供者としての役割・責務を実践に反映する能力である[2]．助産師は，妊娠期，分娩期，産褥期，乳幼児期における，母子および家族のケアの専門家であり，自己の責任のもとケアを行い，支援にあたっては対象者の意思や要望を反映するよう努める．また，ハイリスク児やその家族への支援，他の専門職との協働，連携による支援を行う．

【実践の基準】

①妊娠の診断，妊娠期間を通して母子の心身の健康状態の評価を行い，正常に保つための助産ケアを行う．

②安定した妊娠生活の維持に関する診断とケア，および女性の意思決定や意向を考慮した日常生活上のケアを行う．

③妊婦や夫・家族への出産準備，親準備教育の企画・実施・評価を行う．

④妊娠経過に伴う正常からの逸脱徴候が発見されたら，医師や他の職種と協働して正常の妊娠経過をたどることができるように支援する．

⑤流早産，胎児異常，子宮内胎児死亡，分娩進行中および出生直後の新生児の死亡などにより心理的危機に陥った妊産婦とその家族へのケアを行う．

⑥分娩の開始ならびに分娩進行，母子の健康状態の診断を行う．

⑦母子とその家族の分娩進行に伴うケアを行い，自然な経腟分娩の介助を行う．

⑧異常発生時の判断と臨時応急の手当てを行う．また，他の医療施設への搬送の必要性を判断し適切に行動する．

⑨産婦と分娩の振り返りを行い，産婦の出産体験がより前向きに捉えられるように支援する．

⑩産褥経過の身体的観察と診断，および心理的・社会的側面の診断を行う．

⑪産褥期の進行性変化や退行性変化を促し，褥婦のセルフケア能力を高め，育児の基本が習得できるように支援する．

⑫家族が地域社会の資源や制度を理解し，活用できるように支援する．

⑬新生児・乳児が母体外生活にスムーズに移行するための生理的適応に伴うニーズをアセスメントし，新生児の心身の健康を最大にするよう支援する．

⑭女性とその家族が，乳幼児の成長発達に応じた適切な育児ができるよう支援する．

⑮地域の母子の健康レベルに応じて，健康診査や相談，訪問を通して母子とその家族の健康維持を支援する．

⑯ハイリスク児の誕生から，乳幼児期（少なくとも出生後1年頃）まで，児の発達水準に対応した育児ができるように，医師や他の専門職種との協働において母親・家族を支援する．

⑰出生前診断などの先端医療に関する最新の情報提供，検査時のケアおよび出生前診断の経過中の精神的支援を，医師や他の専門職種との協働において行う．

● ウィメンズヘルスケア能力

〈ウィメンズヘルスケア能力〉とは，「助産師の声明」の「助産師の役割・責務4-2」[3]に示された，ウィメンズヘルスにおけるケア提供者としての役割・責務を実践に反映する能力である[2]．助産師は，女性が自らの健康の保持，増進，健康管理が行えるよう支援する．そのために必要な健康教育，相談，指導を行い，女性が自身の健康問題や課題に対処できるよう支援する．

【実践の基準】

①思春期にある女性の二次性徴の成熟に伴う身体，精神・心理機能の調整に関し，この時期特有の変化を理解して，適切な助言と指導を行い，正常な成長・発達に向けて支援する．

②女性と家族自らが，自己のリプロダクティブ・ヘルス/ライツの理念に基づいて，家族計画を立案し，受胎調節を実行できるように支援する．

③妊娠を希望していても妊娠しない悩みをもつ女性とその家族に対して，情報収集し，対象の状況とニーズに応じて支援する．

④異常児を妊娠・出産した既往歴がある女性や，児の健康に不安を抱く未妊婦とその家族に対して，最新の情報提供や遺伝相談を中心にしたカウンセリングによる支援を行う．

⑤中高年にある女性に特有な身体，精神・心理機能の変化を理解して，その適応を促すために適切な助言と指導を行い，日常生活の質を高めるように支援する．

⑥女性の抱えるトラブル（性感染症，月経障害等）に関する健康状態を理解

し，最新の情報を提供しながら，保健医療チームとともに治療や援助を行い，女性が健康管理を行えるように支援する．

⑦女性のリプロダクティブ・ヘルス/ライツを尊重して，女性に対する暴力を発見し，アセスメントを行い，他の専門職者との連携のもとに，適切に支援する．

● 専門的自律能力

〈専門的自律能力〉とは，「助産師の声明」の「5. 助産管理における役割・責務」および「6. 専門職としての自律を保つための役割・責務」に示された内容を実践に反映する能力である[3]．助産師は，自律した専門職者として，専門職能団体を組織し社会活動を行うこと，継続的な自己研鑽に努めること，ケアの質向上に向けて努力することが重要である．

【実践の基準】

①助産ケアの水準を向上させ，専門職の責務を十分に果たすために，業務内容を客観的に評価し，その評価結果を助産業務に反映させる．

②専門職者として，科学的根拠に基づく助産実践（Evidence Based Practice Midwifery：EBPM）を行う．また，必要に応じて実践データを蓄積し，研究する．

③安全で快適なケアを提供するために，施設の理念や目標，業務・ケア基準，業務手順を整備する．

④運営管理上，必要な人的資源や物的資源を確保するとともに，業務内の人間関係の調整や業務の改善を行う．

⑤施設を自ら経営する場合には，健全な財務運営を図る．

⑥助産実践に必要な法的規定を理解し，文書や記録を適切に扱う．

⑦周産期におけるリスクマネジメントの特徴を踏まえ，医療安全体制を整備する（緊急時の対処，ハイリスク妊産婦ケアの適切な展開，医療事故防止，感染予防対策，災害対策等）．

⑧実践の場において，積極的に教育活動に携わり，後輩助産師の育成に努める．また，免許取得後も自ら継続教育を受け，助産師としての能力の維持向上に努める．

⑨専門職として職能団体を組織し，職業の水準を検討し，会員が提供する業務の質を利用者に保証する．

⑩時代とともに変化する社会的ニーズを敏感に受けとめ，ケア対象者，他の専門職とのネットワークの中で研鑽し，協働して活動する．

⑪母子保健サービスの成果を向上させるために，助産業務や助産師教育に影響する政策決定にケア対象者とともに参画し，行政に必要な提言を行う．

3　ウィメンズヘルスケア能力に関する経緯

国は，2008 年に「安心と希望の医療確保ビジョン」[4]を公表し，「助産師については，医師との連携の下で正常産を自ら扱うよう，院内助産所・助産師外来の普及等を図る」と明記し，助産師には，本来の院内助産・助産師外来での

専門性の発揮を求めた．同年には，「院内助産ガイドライン――医師と助産師の役割分担と協働」[5] が公表された．

　上記を踏まえ，2013 年に日本看護協会は助産実践能力習熟段階（クリニカルラダー）® を，助産師が院内助産・助産師外来で自律した助産実践能力を発揮するための〈マタニティケア能力〉〈倫理的感応力〉〈専門的自律能力〉の 3 つの要素で構成し作成した．

　しかし，産後うつや子どもへの虐待，家族形態の多様化などを背景に，妊娠期にかかわる助産師には，〈ウィメンズヘルスケア能力〉がこれまで以上に求められるようになった．また，妊娠の合併症の中で精神疾患（うつ病）が最も多いことが報告されるなど，周産期におけるメンタルヘルスケアの支援が喫緊の課題となった．

　2015 年，日本看護協会は，地域母子保健に関するワーキンググループを設置し，助産師に求められるウィメンズヘルスケア能力の検討を行った．その結果，「女性のライフサイクルの観点からの対象理解」4 項目および「リプロダクティブ・ヘルス/ライツに基づく支援」11 項目に内容を整理した．2016 年には，実態に即したウィメンズヘルスケアの検討を目的に，助産所を除くすべての分娩取扱施設を対象に，「分娩取扱施設におけるウィメンズヘルスケアと助産ケア提供状況等に関する実態調査」[6]（以下，実態調査）を実施した．実態調査では，助産師に求められる〈ウィメンズヘルスケア能力〉11 項目すべてが医療機関で実施されていたことが明らかになった．

　実態調査の結果を踏まえ，助産師に求められる〈ウィメンズヘルスケア能力〉を確定した．同時に，助産師に求められる〈ウィメンズヘルスケア能力〉の強化に向け，アドバンス助産師の初の更新区分に［ウィメンズヘルスケア］を位置づけた．2019 年には，助産師のコア・コンピテンシー 4 要素すべてを含めた，助産実践能力習熟段階（クリニカルラダー）® へと改訂した[7]．

　詳細な検討内容，能力の細項目については第Ⅳ章 D（141 頁）を参照していただきたい．

④ 「助産師のコア・コンピテンシー」を活用した助産実践能力習熟段階（クリニカルラダー）® レベルⅢ認証制度

　助産実践能力習熟段階（クリニカルラダー）® レベルⅢ認証制度は，2015 年，助産関連 5 団体で創設された．助産実践能力習熟段階（クリニカルラダー）® レベルⅢを申請し，承認を受けた助産師はアドバンス助産師® と呼称される．これまでに，認証されたアドバンス助産師® は 12,739 名で，これは就業助産師の 1/3 にあたる．

　日本看護協会は，2019 年度にウィメンズヘルスケア能力を加え，『助産実践能力習熟段階（クリニカルラダー）活用ガイド』を改訂した．

　今後は，助産師に求められるコア・コンピテンシーの 4 つの要素で構成した助産実践能力習熟段階（クリニカルラダー）® を活用した認証に向け，日本助産実践能力推進協議会で申請要件などについて協議を重ね，妊娠期から分娩期のみならず，女性の一生を支援するアドバンス助産師® の活躍が期待される．

4 助産師に必要な臨床推論力

1 臨床推論とは

　臨床推論（clinical reasoning）とは，目の前の状況で何が起こっているのか，最優先すべき問題は何かを考えながら行動する臨床下の思考プロセスのことをいう[8]．臨床は状況が同時に絡み合う複雑な環境であり，患者の状態は変化し，得られるデータも刻々と変わり，時間の経過とともに徐々に全体像が見えてくる．臨床推論では患者の初期情報から考えられることをいくつか想定し，鑑別するための情報を追加しながら診断を絞り，優先するケアを決定していく．そしてそれらにはスピードが求められる．臨床推論はどの専門職も行っている臨床問題解決の思考であるが，狭義には医師が診断を行うときの推論ととらえられており，助産師は産科的な診断については医師の臨床推論を共有している．

2 臨床推論プロセスのモデル

　医学教育では臨床推論プロセスとして次のモデルが用いられている（**図2-2**）．われわれは，臨床下ではまず患者の状況や症状などの初期情報を糸口に，全体像とその経過を把握し問題を表象化する（問題表象）．この問題表象は臨床推論の重要な鍵となる．そこでは目の前の患者がどういった状態なのか，把握した事実を一旦抽象化する．問題表象はその後の情報収集の枠組みとなるので，よく整理された知識ベースが求められる[9]．

　たとえば，「65歳男性，だんだんと激しくなる腹痛」という初期情報がある場合，典型的な症例と鑑別に関する知識を総動員して，何が考えられるかを思い浮かべる（問題表象）．そして医師を今すぐ呼ぶべきかどうか，様子をみら

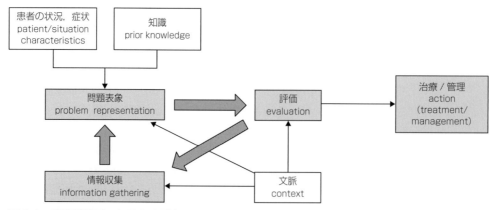

図2-2　臨床推論プロセスのモデル
（Gruppen LD, et al：Clinical Reasoning. Norman GR, et al eds：International Handbook of Research in Medical Education part one. p206, Springer, Netherlands, 2002 を一部改変）

れるものか判断するための情報を収集する．この場合，中高年男性，ゆっくり増悪している経過から胆嚢炎などの消化器系の炎症性疾患を思い浮かべながら，症状の経過や既往歴を問診したり（文脈），腹部をみたり，発熱などの随伴症状がないか，バイタルサインを測定したり（情報収集）してから医師に報告するだろう．もし，これが「25歳女性，突然の腹痛」の場合は，消化器疾患以外に子宮外妊娠や卵巣嚢腫茎捻転などの婦人科疾患も思い浮かべるので，情報収集する内容が変わる．このように，症例によって異なるという症例特異性は臨床推論の特徴である[10]．

3　直観的思考と分析的思考

　臨床推論において，多くの人は直観的思考と分析的思考を無意識に使い分けている．直観的思考は，経験に照らし合わせて潜在意識下で行う思考で，的確かつ迅速だが，時にバイアスの影響を受けるデメリットがある．一方，分析的思考は，仮説演繹など，論理的な枠組みや手順を使った思考で，直観よりもミスが少ないなどのメリットがあるが，分析に時間がかかる，過剰な検査が行われるなどのデメリットがある．熟練者になるほど直観を用いるが，難しい事例や未経験の事例は分析的思考に基づいたりして，直観と分析を協働させながら診断を絞っていく[11]．一方，初心者は経験が少ないため，なかなか直観で判断することはできない．しかし，初心者でも分析的思考を繰り返し，それらをじっくり振り返ることを重ねていくことで，直観の思考が身についていく．

4　症候診断のプロセス

　臨床推論は暗黙知が多く，初学者が学ぶには難しいように思うが，実は体系的に学ぶことができる．どのような症候でも共通する基本的な考え方について，具体的には以下の3つのステップ[12]が示されている．

● ステップ1：系統的な情報収集
　効率よく，漏れなく情報収集するために，どんな症状でも必ず押さえておくべきポイントを押さえるために「LQQTSFA」がある．その7項目を**表2-2**に示す．これらの項目について，問診と身体診査を組み合わせて情報収集する．また，この情報収集には各部位，たとえば呼吸器系，循環器系，神経系などのフィジカルアセスメントの実践能力を磨くことが必要である．

表2-2　症状を尋ねる際に押さえたいLQQTSFA

L（location）：部位
Q（quality）：性状
Q（quantity）：程度
T（timing）：時間経過（発症時期，持続時間，頻度，変化など）
S（setting）：発症状況
F（factors）：寛解因子・増悪因子
A（associated symptoms）：随伴症状

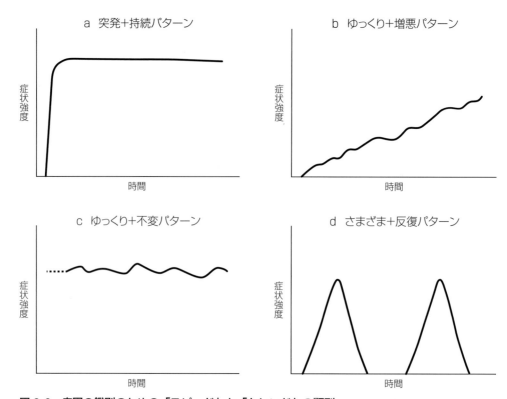

図 2-3　病因の鑑別のための「スピード」と「トレンド」の類型
（前野哲博，他 編：帰してはいけない外来患者．p14，医学書院，2012 を一部改変）

● ステップ 2：解釈

　必要な情報が集まったら，ここから情報を解釈して患者の身体に何が起こっているのかを推測していく．その際のポイントは「スピード」と「トレンド」から発症様式を把握することである．「スピード」は，発症から症状が完成するまでの時間がどのくらいかかったかを表すものであり，「トレンド」は，症状の強さが改善傾向にあるのか，不変なのか，増悪傾向にあるのか，などの症状経過を表す．このスピードとトレンドの組み合わせは，病因の推定に非常に役立つ．

　スピードとトレンドの類型による病因の鑑別には次の 4 タイプあり，タイプに応じて処置を急ぐものか，様子をみることができるものかの判断材料になる．

　以下，前野氏の著書[12] から引用しながら紹介する．

a. 突発＋持続パターン（図 2-3a）

　症状が突然始まり持続するというパターンは物理的な変化，すなわち何かが破れる，詰まるといった変化が起こっていることが疑われる．最も重篤なのが血管性の病変で，中枢神経系であればくも膜下出血，循環器系であれば心筋梗塞や大動脈解離などがこれにあたる．最も重要なパターンであり，たとえ症状が軽くてもこのパターンに当てはまるものは早急な対応が必要となる．

b. ゆっくり＋増悪パターン（図2-3b）

進行はゆっくりだが，確実に悪化していくパターンであり，どのくらいの時間単位で進行していくかによって，病因を推測する.

「時間～日単位」で進行する場合は，まずは感染症を考える.「週～月単位」で進行する場合は，悪性腫瘍や関節リウマチなどの自己免疫疾患を，「年単位」で進行するものはアルツハイマー型認知症やパーキンソン病などの変性疾患を考える. このパターンは一刻を争うものではないが，症状は進行しているので，早めに医師へ報告したり，医師の診察を受けたりする必要がある.

c. ゆっくり＋不変パターン（図2-3c）

病歴の輪郭が不明瞭で，いつ始まるともなく，いつ終わるともなく，増悪も改善もせず，長時間持続するパターンであり，緊張頭痛などがこれにあたる. 緊急性は高くなく，過去に同じ症状で一度医師の診察を受けて重篤な病気が除外されていれば，すぐに受診する必要はなく様子をみてよい.

d. さまざま＋反復パターン（図2-3d）

症状が出たり消えたりするパターンであり，エピソードごとに一度はきれいに症状が消える（＝可逆的）ことから，進行する重篤な疾患は否定できる. つまり，反復する経過であれば，重篤な疾患である可能性はかなり低いと考えられる.

● ステップ3：決断

ここでの決断は医師が行う「診断」を指すのではなく，すぐに医師を呼ぶ，しばらく様子をみる，といった助産師としての行動を決めることである. 決断は上記のスピードとトレンドの組み合わせによる推測がもとになる.

筆者は，こうした決断力を育てるには臨床推論の思考の型を自分の中にもつことが大切であり，それはさまざまな事例を経験し，それらの振り返りを繰り返すことにより身についてくると考えている.

妊産婦の注意すべき症状と臨床推論

妊産婦の注意すべき症状として，「呼吸困難」「意識障害」「頭痛」「腹痛」「発熱」などが挙げられる. 発症様式の中でも注意すべき「突発＋持続パターン」「ゆっくり＋増悪パターン」に当てはまる病態を想定すると，**表2-3**のように整理できる. これらは典型的な事例を用いて学ぶことが可能である. また実際にこのような症例に遭遇した場合，個人で振り返るだけでなく，他の助産師や医師，コメディカルを交えた症例カンファレンスなど，医療チームとしての振り返りをぜひ行ってほしい.

SBARを用いた報告

医療現場で患者の状態について，わかりやすく相手に伝える方法としてSBARの手法が紹介されている（**表2-4**）. Sはsituation（状況），Bはbackground（背景），Aはassessment（アセスメント），Rはrecommendation

表 2-3 妊産婦の注意すべき症状

		パターン	
		突発＋持続	ゆっくり＋増悪
症状	呼吸困難	肺塞栓症	肺炎，肺水腫
	意識障害	脳卒中，頭蓋内圧亢進，高血圧緊急症	ケトアシドーシス
	頭痛	くも膜下出血，高血圧緊急症	脊椎麻酔後
	腹痛	常位胎盤早期剥離，子宮破裂，HELLP 症候群	イレウス
	発熱		絨毛膜羊膜炎，尿路感染症，子宮内膜炎，乳腺炎など

表 2-4 SBAR

S：situation（状況）	―	患者の症状，現在の状態
B：background（背景）	―	患者の情報，現在までの症状の経過
A：assessment（アセスメント）	―	自分の判断や考え
R：recommendation（提案）	―	提案，具体的な指示の要請

（提案）である．医師にとって，助産師や看護師が述べる最初のフレーズは初期情報となり，その後の情報は診断を想起しながら聞いている．場合によっては，自分が到着するまでの処置を電話口で指示することになるだろう．緊急時は SBAR のような臨床推論のプロセスで報告することで，効率よく患者の状態を共有できる．

　また，医師に向けてだけでなく，看護職のメンバー間や，多職種との連携においても積極的に SBAR を用いた報告を心がけることで，自身の臨床推論力を高めるほか，医療チームにおける患者アセスメント能力が向上することにもつながる．

● 引用文献

1) 日本助産師会：助産師の声明．助産師，60(3)，82-98，2006.
2) 日本助産師会：助産師のコア・コンピテンシー．
　　http://www.midwife.or.jp/midwife/competency_index.html
3) 日本助産師会．助産師の声明・綱領．
　　http://midwife.or.jp/general/statement.html
4) 厚生労働省：安心と希望の医療確保ビジョン．2008.
5) 中林正雄：厚生労働科学研究費補助金（特別研究事業）分担研究報告書　院内助産ガイドライン　医師と助産師の役割分担と協働．2008.
6) 日本看護協会：平成 28 年度分娩取扱施設におけるウィメンズヘルスケアと助産ケア提供状況等に関する実態調査　報告書．2017.
7) 日本看護協会：2019 年度改訂助産実践能力習熟段階（クリニカルラダー）活用ガイド．2020.
8) 伊藤美栄：助産師教育における Clinical reasoning 学習モデルの開発．京都橘大学大学院看護学研究科修士論文．2013（未公刊）．
9) 大西弘高 編：The 臨床推論―研修医よ，診断のプロを目指そう！．南山堂，2012.
10) 伊藤美栄：看護師の臨床推論について．医療社会福祉研究 25：13-20，2017.
11) 我部山キヨ子：第 1 章　助産診断・技術学の概要　我部山キヨ子，他 編：助産学講座 6 助産診断・技術学Ⅱ―［1］妊娠期，医学書院，2013.
12) 前野哲博 編：医療職のための症状聞き方ガイド．pp10-18，医学書院，2019.

助産師の
助産実践能力習熟段階
（クリニカルラダー）®

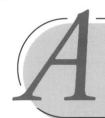

新人助産師がレベルⅢに至るまでの過程

助産師に求められる能力

　助産師がその役割を果たし，周産期医療提供体制の変化に対する社会の要請に応えるためには，必要とされる実践能力を保持していることが求められる．

　助産師は保健師助産師看護師法に，その定義（第3条）や業務（第30条）が規定されている．助産師には，法律上，助産師にのみ許された業務があり，他職種や社会からも期待されていることから，助産師として必要な知識や技術を保持し，常に向上させるよう努める必要がある．保健師助産師看護師法にも，免許取得後の資質向上について明記されている（第28条の2）．

　第三条　この法律において「助産師」とは，厚生労働大臣の免許を受けて，助産又は妊婦，じよく婦若しくは新生児の保健指導を行うことを業とする女子をいう．

　第二十八条の二　保健師，助産師，看護師及び准看護師は，免許を受けた後も，臨床研修その他の研修（保健師等再教育研修及び准看護師再教育研修を除く．）を受け，その資質の向上を図るように努めなければならない．

　第三十条　助産師でない者は，第三条に規定する業をしてはならない．ただし，医師法（昭和二十三年法律第二百一号）の規定に基づいて行う場合は，この限りでない

（保健師助産師看護師法）

　国際助産師連盟（ICM）では，助産実践に必須のコンピテンシーとして**表3-1**の4つのカテゴリーと各カテゴリーを構成するコンピテンシーを世界基準として示している．各コンピテンシーには，指標となる「知識」と「技能と行動」が示されている．

　日本助産師会では，日本の助産師に求められる必須の実践能力として「助産師のコア・コンピテンシー」を公表し，〈倫理的感応力〉〈マタニティケア能力〉〈ウィメンズヘルスケア能力〉〈専門的自律能力〉の4要素を示している．

　助産師が専門職としての役割を遂行するために，法律や職能団体などが示す文書などを参考に，自らが獲得し向上させるべき能力を自覚する必要がある．また，出産年齢の上昇などを背景とするハイリスク妊産婦の増加などにも対応できる助産実践能力が求められていることについても認識しておく必要がある．

表 3-1　ICM のコンピテンシー

カテゴリー	コンピテンシー
一般的な コンピテンシー	自律的な実践者として自身の決定と行為について責任を負う
	助産師としてのセルフケアと自己研鑽に関する責任を負う
	ケアのさまざまな側面を適切に委任し，監督する
	研究を実践の参考として活用する
	助産ケアの提供においては個々の基本的人権を擁護する
	助産実践を管轄する法律と規制要件，行動規範を遵守する
	女性がケアに関する個人の選択を行うことを促進する
	女性・家族，医療チーム，地域社会のグループとの効果的な対人コミュニケーションを行う
	施設および地域社会（女性の自宅を含む）において正常な分娩経過を促進する
	健康状態のアセスメント，健康リスクのスクリーニング，母子の一般的な健康と福祉の推進を行う
	生殖と新生児に関する一般的な健康問題の予防と治療を行う
	異常や合併症を認識し，適切な治療や紹介を行う
	身体的・性的な暴力・虐待を経験した女性のためのケアを行う
妊娠前・妊娠中の ケアに特有の コンピテンシー	妊娠前ケアを提供する
	女性の健康状態を判断する
	胎児の健康を評価する
	妊娠の経過を観察する
	健康を改善する健康行動を推進・支援する
	妊娠・出産・授乳・育児・家族の変化に関して予期的な指導を行う
	妊娠合併症の発見・安定化・管理・紹介を行う
	適切な出産場所の計画について女性と家族を支援する
	予期しない妊娠または望まない時期の妊娠をした女性をケアする
分娩・出産直後の ケアに特有の コンピテンシー	生理的な分娩と出生を推進する
	安全で自然な経腟分娩の管理と合併症の予防を行う
	出生直後の新生児へのケアを提供する
女性と新生児に対 する継続的なケア に特有のコンピテ ンシー	健康な女性に出産後のケアを提供する
	健康な新生児に対するケアを提供する
	母乳育児を推進し支援する
	女性の産後の合併症を発見・治療・安定化させ，必要に応じて紹介する
	新生児の健康問題を発見・安定化・管理し，必要に応じて紹介する
	家族計画についての情報提供や支援をする

（国際助産師連盟：世界基準　助産実践に必須のコンピテンシー　2019 年改訂．2019 より筆者作成）

1 実践能力の熟達と経験

　助産師に求められる能力は多様であるが，これらの能力は，どのように獲得され，習熟していくのだろうか．

　人の学びの70%は，自己の直接の経験からであり，他の20%は他者を観察することや他者からのアドバイス，10%は読書や研修からであるとされている．人の学びの大半が自らの直接の経験によるものであることを踏まえると，助産師がその実践能力を獲得し，熟達するためには一定の経験が必要である．一方，少子化の今日においては，助産師が助産師として成長していくために必要な経験を積むことが困難な状況も考えられる．しかし，そのような状況にあっても，助産師としての役割を果たすために必要な助産実践能力を保持し，着実に熟達させていかなければならない．そのためには，助産師の成長に必要な経験を計画的かつ効果的に蓄積していくことが重要であり，活用できる有用なツールとして，キャリアパスやクリニカルラダーがある．

2 キャリアパスを活用する

　キャリアパスとは，一般的に「ある職位や職務に就任するために必要な一連の業務経験とその順序，配置異動のルート」[1]と説明される．すなわち，将来の自己のあるべき姿に到達するために必要な経験の内容や機会，またその順序などのことである．

　資料3-1では，「助産師」という職能に対する社会の期待や助産師としての使命や役割などを考慮し，それらを反映させて日本看護協会が策定した「助産師のキャリアパス」が示されている．横軸には経験年数・年齢が示され，縦軸にはキャリア発達を考える際にポイントとなる下記の項目が示されている．

● キャリア分岐点とキャリアカウンセリングの時期

　「キャリア分岐点」として，経験年数・年齢に応じた下記の6つが挙げられている．

> ①基本的実践能力獲得期，②実践能力獲得期，③実践能力強化・拡大とライフイベントの調和期，④役割（視野）拡大期，⑤キャリア充実期，⑥セカンドキャリア準備期

　これらのキャリア分岐点となるそれぞれの時期にキャリアカウンセリングが行われることにより，個々の助産師は自律的に自己のキャリアの方向性について考えることができる．また，助産師のキャリア発達を支援する組織や管理者などは，個々の助産師のキャリアニーズを把握し効果的な支援策を実施することが可能となる．女性である助産師のキャリアパスを考える際には，妊娠・出産・育児などのライフサイクルイベントについての考慮は必要不可欠であり，キャリアカウンセリングの際に確認することも必要である．

資料3-1
日本看護協会
「2019年度改訂助産実践能力習熟段階（クリニカルラダー）活用ガイド」

https://www.nurse.or.jp/home/publication/pdf/guideline/CLoCMiP_katsuyo.pdf

上記のp17表1-1を参照

● キャリア開発の方向づけ

「キャリア開発の方向づけ」には，キャリア発達を促すための鍵となる経験が示されており，「キャリア分岐点」と関連している．

①基本的実践能力獲得期には，産科病棟に所属することや基本的な実践能力を獲得するために必要な分娩介助・妊婦健康診査・産褥健康診査などの目標となる実施例数が明記されている．また，③実践能力強化・拡大とライフイベントの調和期から④役割（視野）拡大期には，個々のキャリアニーズを考慮したうえで，助産師としての実践能力の強化と視野の拡大を意図したローテーションや長期研修への参加，職能委員としての活動などが示されている．

● 職能開発の要件

「職能開発の要件」には，助産師としての能力を開発するために必要となる条件が示されている．

①基本的実践能力獲得期では，基本的知識・技術を習得することや事例をまとめて発表すること，③実践能力強化・拡大とライフイベントの調和期では，ハイリスク新生児の管理や看護に関する知識・技術の習得，実践能力強化のための学習を強化すること，疾患の管理・看護を学び，合併症妊婦のケアに活かすことなどである．この「職能開発の要件」もまた，「キャリア分岐点」と連動し，さらに「キャリア開発の方向づけ」とも関連している．

● サポートの視点

「サポートの視点」には，「キャリア分岐点」「キャリア開発の方向づけ」「職能開発の要件」などを踏まえ，支援者がどのようにサポートすればよいかが示されている．

①基本的実践能力獲得期では，就職したばかりであることを踏まえ，職場や職業への適応状況を把握し，指導体制を整備するなどの効果的な OJT（on the job training）により支援する．②実践能力獲得期以降は，個々の助産師の状況を踏まえつつ，適宜，学習機会や新たな経験機会など，実践能力の熟達に必要な機会や場を提供する．

自己の助産実践能力の習熟・熟達やキャリア発達に自ら主体的に取り組むことは，専門職としての責務である．意図的・計画的に経験を積むためには，まず，自らのキャリアをデザインすることが必要である．

新人助産師の場合は，将来，どのような助産師になりたいと考えているのか，いつ頃そうなりたいと考えているのか，結婚や妊娠・出産をどう考え，いつ頃にしようと考えるのかなどを想定し記入する．そのうえで，「キャリア分岐点」や「キャリア開発の方向づけ」「職務開発の要件」の内容を参照することで，必要な学習・経験の内容やタイミングをイメージすることが可能となる．

また，就業経験のある助産師であれば，現時点を起点としたそれまでの経過を振り返り，学習・経験の内容とそれによって得られたことを記入する．そして，現在の自己の状況が，過去に設定した目指す助産師像に向かうプロセス上にあるのか，近づいているのか，あるいは目指す助産師像は，これまでに目指

表 3-2　助産師としてのキャリアパスを自分で描いてみよう

経験年数	
年齢	
ライフサイクルイベント	
自分のキャリアをデザインする	

してきた助産師像と同一でよいか，または修正や変更が必要か，いつ頃到達するのかなどを検討することが可能となる．また，所属組織において活用できる資源を確認することもでき，自ら支援を求めることが可能となる．

　資料 3-1 のキャリアパスを参考にしながら，自己の学習や経験を計画し自らのキャリアをデザインする（表 3-2）ことがすべての助産師に望まれる．

③ クリニカルラダーを活用する

　助産師の実践能力を発達させるためのもう 1 つの有用なツールがクリニカルラダーである．一般的にクリニカルラダーは，臨床実践に必要な能力を段階的に表現したものであり，キャリア発達・キャリア開発のためのツールとして活用される．クリニカルラダーには，必要とされる実践能力といくつかの発達段階がそれぞれ行と列に配置され，それらが交差するところに実践能力を判定するための基準が記されている（資料 3-1）．

　2013 年に日本看護協会が開発し，2019 年に改訂された助産実践能力習熟段階（クリニカルラダー）® は，助産師に必要とされる実践能力を段階的に表したものであり，活用の目的は下記とされている[2]．

資料 3-1
日本看護協会
「2019 年度改訂助産実践能力習熟段階（クリニカルラダー）活用ガイド」

https://www.nurse.
or. jp/home/publica
tion/pdf/guideline/
CLoCMiP_katsuyo.
pdf

上記の p17 表 1-1 を
参照

1. 助産師の助産実践能力を評価する．
2. 助産実践能力向上の動機づけとし，助産師の職務満足度を向上させる．
3. 助産師一人一人のキャリア開発における，教育的サポートの基準とする．

経験年数	入職〜	〜3年目	4年目〜	6年目〜	〜	〜10年
年　齢	23・24歳〜	27歳	28・29歳	30歳頃		34歳
CLoCMiP レベル	新人	I	II	III		IV

図 3-1　キャリアパスにおける助産実践能力習熟段階（クリニカルラダー）®（CLoCMiP）の位置づけ

表 3-3　助産実践能力習熟段階（クリニカルラダー）® における到達目標

レベル	到達目標
新人	1. 指示・手順・ガイドに従い，安全確実に助産ケアができる
I	1. 健康生活支援の援助のための知識・技術・態度を身につけ，安全確実に助産ケアができる 2. 院内助産・助産師外来について，その業務内容を理解できる 3. ハイリスク事例についての病態と対処が理解できる
II	1. 助産過程を踏まえ個別的なケアができる 2. 支援を受けながら，助産師外来においてケアができる 3. 先輩助産師とともに，院内助産においてケアができる 4. ローリスク/ハイリスクの判別および初期介入ができる
III	1. 入院期間を通して，責任をもって妊産褥婦・新生児の助産ケアができる 2. 助産師外来において，個別性を考慮し，自律したケアができる 3. 助産師外来において，指導的な役割ができる 4. 院内助産において，自律してケアができる 5. ハイリスクへの移行を早期に発見し対処できる
IV	1. 創造的な助産ケアができる 2. 助産師外来において，指導的な役割ができる 3. 院内助産において，指導的な役割ができる 4. ローリスク/ハイリスク事例において，スタッフに対して教育的なかかわりができる

4. 人事考課，配置転換，給与査定などにおける資料とする．
5. 助産実践能力を保証する．

　助産実践能力習熟段階（クリニカルラダー）® では，発達段階をレベル新人〜レベルIVまでの5段階とし，助産師のコア・コンピテンシーの4要素〈倫理的感応力〉〈マタニティケア能力〉〈ウィメンズヘルスケア能力〉〈専門的自律能力〉を実践能力の枠組みとして構成している．

　助産実践能力習熟段階（クリニカルラダー）® に示される発達段階のレベル新人〜レベルIVは，先に示したキャリアパスにおける「キャリア分岐点」の①基本的実践能力獲得期〜③実践能力強化・拡大とライフイベントの調和期あたりに該当すると考えられる（**図 3-1**）．

　助産実践能力習熟段階（クリニカルラダー）® における，各レベルの到達目標は**表 3-3**のとおりである．

　助産師個々は，助産実践能力習熟段階（クリニカルラダー）® を活用することにより，自己の実践能力がどの段階にあるかを確認することができ，目指すべき助産師像に近づくために必要な学習・経験内容を再考することで，新たな

目標設定が可能となる.

　助産師のキャリア発達の支援者は，各助産師の実践能力を的確に把握することができ，その状況に適した学習・経験や役割発揮の機会を提供することが可能となる. このことは個々の助産師に新たなチャレンジの機会を提供することとなり，モチベーションの向上や職務満足につながる. 個々の助産師にとっては，新たなチャレンジを繰り返すこととなり，実践能力の習熟・熟達，キャリア発達につながっていく.

 ## 4 キャリア面談でキャリアパスやクリニカルラダーを活用する

　キャリアパスやクリニカルラダーは，キャリア面談の場などにおいてキャリアの支援者である看護管理者らと助産師との両者で共有することが重要である.

　個々の助産師は，自ら作成したキャリアデザインをキャリア面談の場で支援者となる看護管理者と共有することにより，自分の目標達成に必要な資源の紹介や必要な学習・経験機会を得るなど，能力の習熟・熟達やキャリア発達において効果的な支援を受けることができる. また，自己の実践能力の現状確認については，助産実践能力習熟段階（クリニカルラダー）®を看護管理者との共有ツールとして用いることが可能である. 他者からの承認を受けた客観的な評価であることから，専門職としての自信につながっていく. また，目標達成後の新たな目標設定についても支援を受けることができ，自分だけでは考えられなかったチャレンジングな目標を設定することにもつながる. これらの一連のプロセスにより，キャリア発達が促されていくこととなる.

　一方，キャリア支援者となる看護管理者らは，キャリア面談の場で共有する個々のキャリアデザインから，それぞれのキャリアニーズを把握することができ，助産師それぞれに応じて必要な資源の紹介や学習・経験機会の提供などの支援が可能となる. 中には将来の目標が明確になっていない助産師もいるが，その場合には，その助産師のこれまでの経験を振り返り現状を確認することや将来の目標を明確にすることを一緒に行い，必要な学習・経験内容を提供するなどの支援ができる. 個々の助産師の現状を確認するには，キャリアパスや助産実践能力習熟段階（クリニカルラダー）®などの共有可能なツールの活用が効果的である. さまざまな助産師の状況に応じて，キャリアパスやクリニカルラダーの活用が可能である.

 # 2 助産師の成長過程支援

　助産師の成長過程支援は，キャリア開発プログラム（CDP：career development program）を効果的に行うことにある. CDPは以下の手続きにより行われる.

> ①**人的資源計画の作成**：人的資源計画を立て，教育計画作成の手順（**図 3-2**）に沿って教育プログラムを作成する.

1. 所属施設の周産期医療機能を踏まえ，助産理念を明確にする
・どのような助産サービスを提供するのか

2. 助産理念を具現化するために必要な人材像を明確にする
・助産理念に沿った助産サービスを提供するために，所属している助産師がもつべき実践能力は何か

3. 必要な人材を育成するための教育内容等を検討する
・必要な助産実践能力を所属している助産師が保持し，習熟させるための教育内容や教育方法はどのようなものか
・新卒助産師が助産実践能力習熟段階（クリニカルラダー）®レベルⅢに到達するまでの期間をどれくらいとするか
・必要な教育内容すべての実施が可能か，他施設との連携が必要か

4. 年間教育計画を作成し，周知する
・対象者別（新卒・それ以降はレベル別や経験年数別等）に，年間の教育内容を可視化し，関係者に周知する

図 3-2　助産実践能力習熟段階（クリニカルラダー）® レベル別教育計画作成の手順
（日本看護協会健康政策部助産師課：CLoCMiP® レベル別年間教育計画について．より）

②**職務の明確化**：ラダーレベルに合わせた役割を明確に示すことで，助産師は役割に必要な職務を理解し，必要な能力を習熟させるように努める.
③**能力開発機会の提供**：職場で教育を行う以外，自己啓発については組織の支援を活用できるとよい.
④**能力発揮の場の提供**：ラダーレベルに合わせて，組織や職場での役割を与え，能力を発揮する機会を与えることでさらに成長できる.
⑤**上司との面接機会の活用**：年間 1〜2 回の育成面接を行う. 面接は個人にキャリアを考えさせる機会を与え，能力の適正な把握とフィードバックし，希望をすり合わせて教育やキャリアプランを話し合う. 助産実践能力習熟段階（クリニカルラダー）® は助産師の能力評価と今後の教育プランに活用されている.
⑥**個人情報の登録および活用**：ポートフォリオを作成し，個人の研修や活動実績などを蓄積し活用する.

資料 3-2
日本看護協会
「2019 年度改訂助産実践能力習熟段階（クリニカルラダー）活用ガイド」

https://www.nurse.
or. jp/home/publica
tion/pdf/guideline/
CLoCMiP_katsuyo.
pdf

上記の p39 表 3-1 を
参照

　現任教育は，教育計画作成の手順に沿って，新人から助産実践能力習熟段階（クリニカルラダー）® レベルⅣまでの教育計画を作成し，レベル別年間計画を作成して運用する. 助産師は看護師と共通の院内教育に加えて，部署での助産師教育もあり，受講する助産師にも部署で教育計画を立てる管理者にも負担は大きい. 特にウィメンズヘルスケア能力の教育プログラムなどの自施設で教育が難しい内容は，日本看護協会や日本助産評価機構のオンデマンド研修を積極的に活用することを勧める.
　新人から助産実践能力習熟段階（クリニカルラダー）® レベルⅣまでの〈倫理的感応力〉〈マタニティケア能力〉〈専門的自律能力〉〈ウィメンズヘルスケア能力〉の教育プログラム例（**資料 3-2**）を紹介し，各レベルの役割や教育内容の説明をする.

レベル新人

　新人助産師は，プリセプター，アソシエーター，教育担当者がサポートしている．新人助産師は看護師研修と助産師研修を受け，かつ，病棟・分娩室・新生児室（未熟児室）を1年間でローテーションするので学ぶことが多い．病棟はプリセプターが指導するが，分娩室は教育担当者が指導者となり，2か月間は1対1で研修を受ける．新人研修チェックリストを使って指導者と振り返りを行い，年間で経腟分娩10例以上の分娩介助を経験する．年間教育計画に沿って新人教育は行われ，年度末に事例発表やラダー評価を受け，新人看護師，助産師の研修修了証を受ける．入職時にポートフォリオが渡され，研修修了証やレポートなどの実績を蓄積していく．

 ### レベルⅠ：目標2〜3年目

　2年目になると，ハイリスク妊産婦を受け持つことが多くなるので，必要な教育を受ける．「分娩時の危機的出血の対応の演習」などいくつかのシミュレーション教育があり，先輩や医師と役割分担してシミュレーションを行う．分娩室でも妊婦2名の進行を同時にみることもあり，分娩介助も先輩の見守りはあるが自立して行うようになる．2〜3年目は，母親学級や両親学級を受け持つようになりオリエンテーションを受ける．3年目には，母乳外来を担当するようになり，院外での研修など自己啓発にも目が向くようになる．ハイリスク妊婦のプライマリーナースとして外来から産後まで継続ケアを行ったり，母乳外来では先輩の指導を受けながら継続ケースを持ったりすることもある．また，プリセプターを担当するためプリセプターシップの院内研修を受け，病棟の手順の見直しを行う役割を担っている．

　ハイリスク妊婦を多く受け持つようになるレベルⅠからは，〈ウィメンズヘルスケア能力〉に関する研修を受け，日頃のケアに役立て，次のステップの助産師外来で活用できるように準備する必要がある．

 ### レベルⅡ：目標3〜5年目

　4年目の後半には病棟のリーダーを任されるようになり，臨床実習指導者としての役割をもつ．5年目に院内のリーダーシップ研修を受講する．助産師外来も担当するので，〈ウィメンズヘルスケア能力〉の項目が実践されるようになる．助産師外来のミーティングでは先輩たちの妊婦のアセスメントや保健指導を学ぶことが多い．

　また，5年目の後半から分娩室のリーダー業務を行い，妊婦の入院診察から入院決定，後輩への指導，異常時の初期対応ができるような知識技術と責任が求められる．レベルⅡは，研究などを中心となって行うようになるので，研究倫理なども学ぶ．

レベルⅢ：目標5～7年目

　6年目になると，分娩室のリーダーも自信をもって行えるようになり，新人助産師指導者研修を受ける．OJTで教育担当者が助産師指導者と新人助産師につき，指導場面の指導を行う．また，教育指導案を作成し，新人助産師に講義と演習を行うこともある．自律してトータルな助産ケアの提供をすることができるようになり，分娩介助件数も100件を超え，他の実践項目もアドバンス助産師の到達条件を満たすようになる．

 ## レベルⅣ：目標7～8年目以降

　教育担当者としての役割，院内の活動への参加や病棟業務をリーダーとして担うなど，それぞれが興味ある分野をもって組織や病棟に貢献している．また，子育てを機に，産後ケア施設や外来などのウィメンズヘルスケアを主とした部署で，キャリアを積む助産師もいる．

● **参考文献**

1) 株式会社HRビジョン：キーワード集.
   https://jinjibu.jp/keyword/detl/244/
2) 日本看護協会：2019年度改訂助産実践能力習熟段階（クリニカルラダー）活用ガイド. 2020.

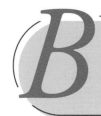

教育技法

研修や臨床実践の場において，効果的に学びの成果を得られるようにするためには，どのような方法を用いればよいのだろうか．ここでは，いくつかの教育技法を確認する．

OJT と Off-JT

OJT（on the job training）は職場内教育，Off-JT（off the job training）は職場外教育のことをいう．

OJT は日常の仕事をとおして，業務に必要な知識・技術・態度・価値観などを計画的・意図的に教育・指導する方法である．到達する目標を設定したうえで，指導する内容や期間を計画し，目標達成を促すように意図的にかかわる必要がある．OJT は，職務に必要な能力の開発のみならず，職業人としての自覚を向上させることや自己啓発を促進すること，個人の成長を促すことなどを目的とする場合にも活用が可能である．また，OJT は職場内教育であるためいつでも実施可能であり，研修などとは異なり，継続的に指導できることや経費がかからないことなどが利点であるといえる．最近では構成主義，認知的徒弟制などの学習理論をもとにした手法が注目され，さまざまなかかわりの場面で総合的に活用されている．

OJT は仕事そのものを教材とした教育・指導方法であり，一定の仕事を経験させることが必要である．しかし，ただ仕事を任せればよいわけではなく，相手がもっている知識や技術を把握し，その知識や技術などに相応する仕事を実践させることが大切である（**図 3-3**）．助産実践能力習熟段階（クリニカル

1	任せようとする業務に必要な能力の整理
2	対象者のレディネスの把握
3	育成のための計画立案（目標・育成期間・指導内容など）
4	実施　やってみせる ▷ 説明する ▷ やらせてみる ▷ フォローする
5	教育効果の測定とフィードバック

図 3-3　OJT の流れ

ラダー)® レベル新人は，OJT による指導を受ける側となるが，レベルをステップアップしていけば OJT を実施する指導者としての役割を担うこととなる．

Off-JT は，日常業務を離れて行われる教育・指導方法であり，組織内外で行われる集合研修などが該当する．研修では，一定の期間で職務上必要な知識や技術を学習する．Off-JT は，それが終わった直後には，新しい知識や情報を獲得した実感をもつことができるが，その後，学習者が学習内容を業務遂行に活用するかは，その主体性に任される．したがって，Off-JT で得た知識や技術を業務にどのように活用するかについての意識づけも重要である．

OJT で用いられる学習理論および手法

● 構成主義

構成主義とは，学習者自身が能動的に新たな知識や技術などを構築していくことで学んでいくように教育すべきであるという考え方である．従来の指導場面では指導者が学習者に知識を伝え，学習者は指導者から得たものをそのまま暗記することが求められていた．このやり方は効率的な教育方法ではあるが，学習者の能動的な姿勢は育ちにくい．構成主義の考え方では，学習者自身が何を学ぶかを自分で判断し，自ら学び続ける姿勢を育むことが大切であり，指導者には学習者の段階をみながら効果的に支援して役割が求められる．

● 認知的徒弟制

多くの職業において，技の伝承に徒弟制という方法が活用されてきた．いわゆる「先輩の背中を見て学ぶ」ように，すべてを見て学びとろうというものである．従来の徒弟制のよいところは，日常の臨床場面で先輩の経験知や暗黙知をそのまま学べることである．しかし，暗黙知を学ぶ学習者の経験にはばらつきがあり意図したように学べないことが多く，効率も悪い．そこで，暗黙知の部分をできるだけ客観化し，意図的に説明することによって確実に教える認知的徒弟制が注目されている．

認知的徒弟制とは，従来は暗黙的に学んできたプロセスを可視化し，現場において指導者が支援を適切に調節し，学習者が学びを段階的に進めていくようにする指導法である（**図 3-4**）．この指導法においては，学習者の習熟段階に応じたちょうどいい難易度の課題が段階的な発達を促進するといわれており，そのちょうどいいレベルを発達の最近接領域（zone of proximal development）とよぶ．指導者の役割は，学習者の習熟段階に応じて，少し頑張れば達成するくらいの難易度の課題にチャレンジさせること，そして，実施過程を振り返って言語化し，次の課題を自ら見つけるよう支援的にかかわることである．

研修

研修とは，専門的な力量を培う研究と修養を意味し[1]，現場を離れた場で行われる[2]．研修で用いる方法には，講義・演習・グループワークなどがあり，

1	モデリング	・指導者がまず学習者にデモンストレーションを見せる
2	コーチング	・指導者は学習者に実際にその技能を練習させ，その様子を観察しながらフィードバックをする
3	足場つくり	・学習者はさらにさまざまな作業に挑戦する ・指導者はその作業の難易度に合わせて足場をつくって手助けしたり，成長に合わせて徐々に支援を減らしたりしていく
4	明確化	・学びを確実にするため，学習者の技術や思考を言語化させるように指導者が促す
5	振り返り	・学習者自身のパフォーマンスについて振り返りを促す
6	探求	・次の課題を自主的に探索するように学習者に考えさせる

図 3-4　認知的徒弟制における指導ステップ
〔菊川誠，他：医学教育における効果的な教授法と意義ある学習方法②．医学教育 44：243-252，2013（https://www.jstage.jst.go.jp/article/mededjapan/44/4/44_243/_pdf）より作成・改変〕

実践と深く結びつくものであることが望まれる．研修は，「つまらない」「身につかない」「役に立たない」とイメージされがちである[2]が，個人が知識やスキルを修得するためだけにあるのではない．人と人をつなげ，コミュニケーションを促進し，モチベーションを高める場として，人材開発のみならず，組織開発の重要な場となることが期待されている[2]．これらのことに留意し，「面白い」「身につく」「役に立つ」研修[2]となるよう，研修そのものだけではなく，出席者アンケートや研修後のフォローといった，事後の活動も併せて考えておく[2]ことで，研修が効果的に実施されることが望まれる．

講義

看護学教育において講義は，概念獲得と知識修得を主目的とした原基的な授業形態である[3]．講師は，多くの学習者に短時間で知識・情報を伝達することが可能であり，学習者にとっては，整理された知識や情報を効率よく得ることができる．しかし，学習者が多数であったり，知識の部分的な集積に終始する内容であったり，講師の情報伝達が一方的すぎる場合には，学習者の学習意欲は刺激されず，意欲の低下を招く[3]．講師は，学習者の学習意欲を高め，参加意欲が高まるように工夫を凝らすことが必要となる[3]．

演習

演習は，高等教育における授業の一形態である[3]．講義により修得困難な教育内容に対して用いられ，看護学教育においては，ゼミナール形式（seminar），練習（exercise），応用（application），あるいは文献の読解などの多様な形態を包含するとされる[3]．講義では修得困難な教育目標の達成，特に思考力，技術や実技の修得に有効とされるが，学習者には，目標達成に向け，講義

以上に主体性が必要とされる[3]．

　本稿では，ロールプレイ，シミュレーション，事例検討について紹介する．

● ロールプレイ

　ロールプレイは，状況設定された事例などにおいて一定の役割を演じることで，その状況における問題解決の対処法を考える方法である．

　たとえば，児を受け入れられない褥婦が授乳を拒否している場面などを設定する．この場面に登場する褥婦と助産師を演じる者を決め，その場面を再現してみる．褥婦を演じる者は，設定された状況における褥婦の気持ちを想像しながら演じ，助産師を演じる者は，褥婦が児を受け入れ，授乳やその他の育児がスムーズに行えるように支援するための対応を実際に演じてみる．その後，実際に演じた場面における言動やその言動の基盤となった考え方などを振り返ることで，児を受け入れられない母親への対応について，どのようなことが受容となるのかについてディスカッションを交えながら考えていく．

　ロールプレイにおいて一定の役割を演じる人数は事例によって限られる．先述の事例の場合には褥婦と助産師の2名であるが，何度も繰り返して行うことで，参加者全員が両方の役割，あるいはどちらか一方の役割を演じることが可能となる．参加者が多く，一定の時間内で全員がロールプレイを実施できないような場合には，実際にロールプレイを実施する者以外の参加者は，観察者としてロールプレイの振り返りに参加してもらうようにし，全員でディスカッションすることも可能である．

● シミュレーション

　シミュレーションでは，臨床で行われる状況や場面に応じた模擬的状況を設定し，必要なスキルなどを学習することができる．臨床現場で実践する機会があまりないためシミュレーションを行う場合もあれば，頻繁に発生するため訓練の必要性が高くシミュレーションを行う場合もある．

　静脈注射などの単一スキルのみを訓練する場合はタスクトレーニングとよばれ，スキル習得を前提として一定のシナリオに基づいてシミュレーションする場合はシナリオトレーニングとよばれている．シナリオトレーニングでは，出血時などの急変対応についてチームでの対応を学習する場合などがある．頻繁に実施する技術ではない，臨床において重要とされる技術を課題としたり，日常的に発生する状況ではないが母子の命にかかわる緊急性の高い状況を設定したりし，反復トレーニングすることで，より高度な実践能力の習得を目指す．

● 事例検討

　事例検討では，担当した事例について分析・考察しまとめた内容を発表するとともに，他者との意見交換を通してその事例に対するよりよいケアのあり方を検討する．何を目的とした事例検討かによって，分析の焦点は異なり，まとめ方の工夫が必要となる．事例を検討することで，自己のかかわりやチームとしてのかかわりを洞察することができ，今後の看護や助産実践の向上につながる改善点に気づくことができる．個人での学習も可能であるが他者と共有し情

報交換をすることにより，さらに学びを深めることができる．

③ グループワーク

　グループワークは，専門職に不可欠とされる問題解決能力，批判的思考力，自己教育力，コミュニケーション能力などの修得に有効な方法である[3]．数人の学習者でグループを作り，特定の主題について意見，知識，経験の交換を手段として，グループメンバーが平等な立場で自由に話し合う[4]．学習者は，複数のグループメンバーと主体的かつ自由に討論することを通して思考が拡大・深化したり，リーダーシップやメンバーシップを遂行する能力を修得したりする[4]．

　一方で，雑談や私語に終始し時間を浪費してしまうといったグループダイナミクスが形成されない場合にその場に存在すること自体に疲労する，ディスカッションに慣れていない場合には他者批判になったり寡黙になったりする，話すことが苦手であったりグループのテンポにいらだちを感じたりするとグループワークを苦痛に感じる，時間的制約により不全感や未消化感を残すことがある，などの欠点もある[3]．そのため，グループワークを行う際には，学習課題や学習者の状況により，学習者個々の準備状態や関係性に配慮したグループ形成に留意する[4]．たとえば，2人で行うペアワークの場合，1人で行う個人ワークよりも気づきの幅と深みが増し，客観性が担保される[2]．さらにもう1人加え3人でグループワークを行う場合，観察者の視点が加わることで，ペアワークよりもさらに客観性を高めることができる[2]．特に何かに取り組む際には，4〜6人で構成することが推奨される[2]．少人数によるアットホームさとともに，多様なメンバーとの相互作用を実感し，さらにそこから生じる役割への緊張感とのバランスがよいからである．

　さらに，グループワークのあとに発表や報告を行う．これをプレゼンテーションといい，必ずしも実施しなければならないものではない[2]．プレゼンテーションは，相手が伝えたいと思っている情報や経験，感情，思考，価値観などをわかち合う[2]ばかりでなく，発表するなどの活動へ関与することによって，知覚や認知プロセスを外化させることができる[4]，語っているうちに自分が話したいことに気づく[2]，回数を重ねることでスキルを磨くことができる[2]といった効果がある．

　グループワークのファシリテーターには，参加者が学びの当事者として「学んだ」という実感や共有感，共感，納得感，発見が得られるよう[2]，時間経過に伴う集団の変化を観察しながら[5]，参加者の学習活動を側面から適切に支援し活性化させる[4]ことが期待される．研修の目的や，グループワークあるいはプレゼンテーションの目的に合わせて，ファシリテーターの役割もまた，創意工夫することが成功の鍵となる．

　OJT と Off-JT の助産実践能力習熟段階（クリニカルラダー）® 別の研修プログラムとして，臨床推論に関する OJT と Off-JT の例を**表 3-4** に示したので参照していただきたい．

表3-4 臨床推論に関するOJTとOff-JT

		レベル新人	レベルⅠ	レベルⅡ	レベルⅢ	レベルⅣ
教育内容および教育方法	マタニティケア能力における目標	・臨床推論の基本技術を獲得する。	・自己のレベル目標をもって臨床推論力を高める。	・主体的に目的をもって自己の臨床推論力を高め、臨床現場に活かす。	・自己だけでなく、自部署全体の臨床推論を高め、臨床現場に活かすよう教育・指導を行う。	・多職種と協働し医療チームとしての臨床推論力を高め、連携する。
	専門的自律能力（教育・指導）における目標	・支援を受けながら学習を進める。	・自己のレベル目標に沿って学習を進める。・自部署の助産師教育・指導にかかわる。	・主体的に目的をもって自己学習を継続する。・教育方法や評価を理解し、助産師教育・指導にかかわる。	・自己だけでなく、自部署全体の臨床推論を高め、臨床現場に活かすよう教育・指導を行う。・主体的に目的をもって自己学習を継続する。・教育方法や評価を理解し、指導し、助産師教育・指導の中心的な役割を担う。	・自己のキャリアや専門性に沿った自己学習を継続する。・多職種と連携しながら助産師育成計画の中心的な役割を担う。
	自己学習	・妊娠・分娩・産褥・新生児期の各期の助産診断に必要な情報収集について復習する。・身体診察手技に習熟する。・分娩介助した症例をポートフォリオにまとめる。・ハイリスク症例をポートフォリオにまとめる。		・異常症例をポートフォリオにまとめる。・事例を通して、臨床推論を教える方法を学ぶ。		・臨床推論を教える方法を学び、自部署の研修計画に反映する。
	OJT（事例）教育内容	・次のハイリスク妊娠について診断で診察する。治療の症例について診察する。治療・ケアの経過や発育発達をポートフォリオにまとめる。①切迫流産・切迫早産 ②妊娠糖尿病、糖代謝異常合併 ③甲状腺機能亢進症合併 ④妊娠高血圧症候群 ⑤子宮内胎児発育不全 ⑥多胎妊娠 ⑦子宮筋腫合併妊娠 ⑧前置胎盤	・次のハイリスク妊娠について、実際の症例または事例検討会の症例について、治療・ケアの経過についてまとめる。	・次の事例について、実際の症例または事例検討会の症例について、ケアの経過についてまとめる。・考察する。①産科危機的出血 ②常位胎盤早期剥離 ③子宮破裂 ④胎児機能不全、新生児仮死 ⑤HELLP症候群 ⑥脳卒中、子癇 ⑦膣壁・外陰血腫 ⑧乳腺炎 ⑨マタニティブルー、産後うつ、産褥期精神障害	・実際の事例があれば助産師の診断・ケアの経過についてまとめ、考察する。	・左記の事例などを用いた検討会を企画する。・必要に応じて医師など多職種と協働する。
	OJT 望ましい教育方法	・担当指導者による個別指導・事例検討会に参加		・自部署内での事例検討会で発表・後輩に助言・グループ討議、シミュレーション など		・他施設、多職種との事例検討会・討論会などで発表
	Off-JT（オンデマンド配信研修含む）教育内容	・妊娠期のフィジカルアセスメントとケア	・臨床推論につなげるためのフィジカルアセスメント：脳神経編、呼吸/循環編・臨床推論につなげるためのフィジカルアセスメント：代謝編	・臨床推論につなげるためのフィジカルアセスメント：脳神経編・臨床推論につなげるためのフィジカルアセスメント：呼吸/循環編・臨床推論につなげるためのフィジカルアセスメント：代謝編	・臨床推論（総論）	
	Off-JT 望ましい教育方法	・講義	・講義		・講義および事例検討・グループ討議・ロールプレイ など	

③ レポート

　看護基礎教育のみならず，看護卒後教育，看護継続教育に携わる教育担当者の多くは，学習成果としてレポートの提出を求め，その評価結果により教育目標の達成度を判定する[3]．教授者が学習者に課題を提示する，あるいは学習者自身が自己の関心に基づき課題を設定・選択し，比較的長い期間にわたり文献を調べる，実験や調査・観察をする，読書するなどの多様な探究活動を行い，課題について文章にまとめることを求めるものである[6]．テーマ（課題）の設定によって，学ぶ内容にバリエーションをもたせることが可能であり，学習者は，実際に見たり聞いたりしたことから各自が学習したことなどを記述し，報告する．

　課題は通常，学習内容をさらに広げることを目標に設定される[3]．一般的に，報告タイプと論証タイプの2つに大別され，学習者に期待する目標によって，さらに次のように分類される[7]．前者には，学習者に対して読むべき本を設定し学術的に読み解いて報告することを求める「ブックレポート」と，観察や実験などの経過および結果を調べて，客観的かつ正確に記述して報告することを求める「報告レポート」がある．後者には，学習者の授業内容に対する理解の程度を把握するために授業内容に即した課題を提示する「課題レポート」と，学習者自身のオリジナルな考えや発見，必要な資料の入手など，何かしら独自の材料を必要とする「研究レポート」がある．

　いずれのレポートにおいても，学習者には観察力とともに，自己の考え方を読み手にわかるように表現することが求められ，教育担当者は，学習対象や現象について記述して報告させることで，原理などの探求に必要とされる思考力や論理力，学習課題に対する科学的態度や創造的態度など，学習者の実態をかなり深い点まで把握することができる利点がある[3]．しかし，採点・評価の負担の大きさ[8]や，評価者の価値観や感情，先入観などレポートの内容に直接関係ない因子が評価に入り込むなど採点基準の曖昧性[9]，採点者内一貫性の欠如[10]といった欠点も指摘されている．

　レポートを研修課題として取り入れる際には，どの目標を，何によって，どのように評価するのか[3]，また，評価基準を学習者に提示するか否か，レポートの評価基準には含まれていないすばらしい発見や気づきが記述されている場合にはどうするのか（加点するのか），フィードバックするのかしないのか，フィードバックするとすればどのようにするのか[3]，といったことをあらかじめ決定しておくことが重要となる．

● 引用文献

1) 青木一, 他 編：現代教育学事典. 旬報社, 1988.
2) 堀公俊, 他：教育研修ファシリテーター―組織・人材開発を促進する. 日本経済新聞, 2010.
3) 舟島なをみ 監：看護学教育における授業展開―質の高い講義・演習・実習の実現に向けて. 医学書院, 2013.
4) 堀薫夫, 他：第14章 生涯学習の方法, 新しい時代の生涯学習　第3版. pp243-259, 有斐閣, 2018.
5) 細谷俊夫, 他 編：新教育学大辞典. 第一法規出版, 1990.
6) 東洋, 他 編：現代教育評価事典. pp585-586, 金子書房, 1988.
7) 高崎みどり 編著：大学生のための「論文」執筆の手引. p19, 秀和システム, 2010.
8) 津森伸一：自由記述形式レポートの自動採点と教員評価による総合評価. 電子情報通信学会技術研究報告 ET103：37-42, 2003.
9) 石井巌：「論文試験とその評価」について. 行動計量学 8：22-29, 1981.
10) 渡部洋, 他：小論文評価データの解析. 東京大学教育学部紀要 28：143-164, 1988.

第 IV 章

助産実践能力
育成のための
教育プログラム

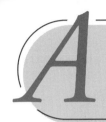

倫理的感応力（ケアリング）育成のための教育プログラム

倫理的感応力（ケアリング）とは

　日本助産師会の記す4つの「助産師のコア・コンピテンシー」の1つに〈倫理的感応力〉がある．助産師活動における道徳的義務を実践に反映する能力と定義され，「助産師は，対象一人ひとりを尊重し，そのニーズに対して倫理的に応答する」と定められる．

　この〈倫理的感応力〉は，他のコア・コンピテンシーである〈マタニティケア能力〉〈ウィメンズヘルスケア能力〉〈専門的自律能力〉を働かせるときの基礎的能力とされ，同時に〈倫理的感応力〉の豊かさは，他の能力の広がりや深まりを増すと考える．そのため〈倫理的感応力〉は，他の3つの能力とは，相互的で循環的な関係にある．

　〈倫理的感応力〉，言い換えるとケアリングとは，「知ること，共にいること，誰かのために行うこと，可能にする力を持つこと，信念を維持すること」であり，助産師が妊産褥婦の生命や尊厳を尊重した助産実践を行うために不可欠な概念である．5つの要素は，以下のように定義されている[1]．

- **知ること**：妊産褥婦・家族と同じように出来事を理解しようと努力すること
- **共にいること**：妊産褥婦・家族にとって精神的に存在し続けること
- **誰かのために行うこと**：自分にするように，出来る限り他の人に何かをすること
- **可能にする力を持つこと**：人生の移行期や未知の出来事を対象者が楽に通っていけるようにすること
- **信念を維持すること**：意味あることとして将来に目を向けるために，対象者が出来事を終わらせたり，移行したりする能力を信じること

　また，ケアリングは妊産褥婦や助産師が葛藤やジレンマを抱いた場合，状況を分析し倫理的に意思決定を行ううえで重要なポイントとなる．専門職としてのコミュニケーション能力とも密接に関係しているため，これらを統合して教育する視点が必要である．

助産実践能力習熟段階（クリニカルラダー）® における倫理的感応力（ケアリング）

　ケアリングの姿勢はどのレベルであっても必要であり，助産ケアのベースとなるものととらえられている．そのため助産実践能力習熟段階（クリニカルラダー）®では，ケアリングはレベル新人，レベルⅠ，レベルⅡ，レベルⅢ，レベルⅣと段階を踏んで発達するというより，レベル新人～レベルⅠ，レベルⅡ～レベルⅢ，レベルⅣと，いくつかのレベルをひとくくりにし，到達目標を定めている．

　ケアリングは助産師としてベースとなる基本概念であり，すべての助産ケアの根底をなすものである．この概念について，助産師教育で学習したことをもとに，現任教育では臨床現場での経験に基づいて事例を振り返ることで，理解をより一層深めていきたい．

1　「ケアリングの姿勢」の評価項目

● レベル新人～レベルⅠ

①ケアリングの意味・主要な概念や理論が理解できる．
②ケアリングの重要性が理解できる．
③ケアリングの主要な概念をもとに行動できる（知ること／共にいること／誰かのために行うこと／可能にする力を持つこと／信念を維持すること）．
各評価項目の下位項目については，**資料 4-1** を参照していただきたい．

資料 4-1
日本看護協会
「医療機関における
助産ケアの質評価
第 2 版」

https://www.nurse.
or.jp/home/publica
tion/pdf/fukyukeiha
tsu/josancare_hyou
ka.pdf

上記の pp3-4 を参照

● レベルⅡ～レベルⅢ

ラダーレベルに合った妊産褥婦へのケアについて，ケアを提供した事例を具体的に思い浮かべながら，助産師としての姿勢を自己評価できる．

● レベルⅣ

①ラダーレベルに合った妊産褥婦へのケアについて，ケアを提供した事例を具体的に思い浮かべながら，助産師としての姿勢を自己評価できる．
②ケアリングの意味，主要概念や理論について，後輩・同僚に説明できる．
③ケアリングの意味，主要概念や理論に基づいた助産ケアのために，後輩・同僚に教育・指導的な役割が実践できる．

2　各レベルに対応した教育プログラム

● レベル新人

　講義で，実践事例を紹介しながら，「ケアリングの定義や助産実践におけるケアリングの意義」を説明する．演習では，受講者同士が自分の経験をもとに，ケアリングの姿勢とはどういうことかを話し合う．また，OJT（on the job training）で自分の実践事例を振り返る．

● レベルⅠ

講義で「周産期におけるケアリング」の知識を押さえる．OJT としてカンファレンスなどで自分の実践事例を振り返る．レベル新人では講義が中心だが，レベルⅠでは講義で得た知識の理解を深めるため，演習を中心とする．

● レベルⅡ～レベルⅢ

教育担当者や同僚とともに行うカンファレンスで，自分の実践事例を紹介しながら助産師のケアリング実践内容や，妊産褥婦・家族にとって助産師のケアがどのような意味をもっているのかという視点で発言する．そして，今後の自分の助産実践における課題を明確にする．

演習では，レベルⅠより複雑な事例の中で，「よいケアができた」と思える場面を選び，受講者同士でケアリング行動がとれていた点や改善点などを話し合う．

● レベルⅣ

レベルⅡ～レベルⅢの内容に加え，ケアリング行動がとれている，あるいはとれていないスタッフへのかかわりを検討する．研修計画にかかわりながら指導的な役割を学んでゆく．また，演習などではファシリテーターの役割を担い，演習後に自らのファシリテーションについて振り返る．

ケアリングの教育プログラムは OJT が中心であるが，評価項目を達成するためには，研修を上手に活用したい（**表 4-1**）．たとえば，1 つのグループにレベル新人～レベルⅣの助産師が混在するようにグループを作り，事例をもとにロールプレイを行い，ディスカッションし，研修をとおして各ラダーレベルの到達目標を意識した役割を担うこと．各レベルに応じた役割とは，たとえばディスカッションの場で，レベル新人～レベルⅠは事例に対してケアリングに基づいた助産実践やかかわりを言葉で表すことであり，レベルⅡ～レベルⅢでは助産師としての自分のケアやかかわりを振り返りながら事例への対応を言葉で表すことであり，レベルⅣはディスカッションのファシリテーター役など指導的役割を担うことである．このようにすることで，各レベルの到達目標に応じた研修の実施が可能となる．また，レベルⅣの助産師が研修の講義を担当することで，教育・指導的役割を実践することにつながる．

ケアリング研修の前に，助産倫理の研修を行ってもよい（**表 4-2**）．事前課題として各自ケアリングの実践事例を**表 4-3** に記入して研修に臨み，研修当日に事前課題の中から事例を選択してロールプレイを行ったり，研修参加後に再度実践事例の振り返りを行ったりすることも勧められる．これらの研修によって実践の場でのケアリング能力の涵養につなげていくことができる．

● 引用文献

1）日本看護協会助産師職能委員会：医療機関における助産ケアの質評価—自己点検のための評価基準 第 2 版．日本看護協会，2007.

表4-1　ケアリング研修プログラム例

研修	ケアリング
研修目的	ケアリングの概念に基づいた助産ケア実践を身につけることができる.
研修目標	1. ケアリングの概念が理解できる. 2. ケアリングの概念に基づいた行動がわかる. 3. 助産師としての姿勢を考えることができる.
対象者	クリニカルラダーレベル新人〜レベルⅣ
事前課題	各自，ケアリングの実践事例を書く.
方法	・医療機関内の会議室などでの集合研修 ・ウェブを用いた遠隔研修（小グループでのチャット機能活用や，時間を区切ってのウェブグループでの討議）
研修内容	1. 講義「ケアリングとは」（20分） 2. 事例をもとにロールプレイ（10分） 　各自の事前課題の実践事例から事例を選択し，ロールプレイを行う. 3. ロールプレイをもとにグループワーク（GW）（30分） 　1つのグループにレベル新人〜レベルⅣの助産師が混在するようにグループを構成する. グループごとに意見を述べ合う. 　GWは，「医療機関における助産ケアの質評価 第2版」のケアリング評価項目に沿って行う. 　ケアリングの評価項目の視点から，どのようにかかわるかをディスカッションする. 4. 発表・全体討議（20分） 5. まとめ（10分）
参考資料	・「医療機関における助産ケアの質評価　第2版」 ・ICM助産師の倫理綱領
事後課題	各自の事前課題の実践事例について，どのようなケアやかかわりが必要であるか，ケアリングの視点から考察する. 自分の事例がディスカッションに使われた場合は，ディスカッションをもとに自分の考えをまとめる.
備考	事前課題の締め切りを研修より前に設定し，ロールプレイで行う事例をファシリテーターがあらかじめ選択しておいてもよい.

表4-2　助産倫理研修プログラム例

研修名	助産倫理
研修目的	妊産褥婦の倫理的意思決定を支えることができる.
研修目標	1. ICM助産師の倫理綱領を理解することができる. 2. 倫理綱領に基づいた行動がわかる.
対象者	クリニカルラダーレベル新人〜レベルⅣ
研修方法	・医療機関内の会議室などでの集合研修 ・ウェブを用いた遠隔研修（小グループでのチャット機能活用や，時間を区切ってのウェブグループでの討議）
研修内容	1. 講義「ICM助産師の倫理綱領」，または「ICM助産師の倫理綱領」の読み合わせ（30分） 2. グループワーク（GW）「ICM助産師の倫理綱領」に則った助産師の行動とは（30分） 　GWは日常の業務やケア場面を想起して，助産師としてとるべき姿勢や行動を自由に話し合う. 3. 発表・全体討議（20分） 4. まとめ（10分）
参考資料	・ICM助産師の倫理綱領

表4-3 ケアリング研修事前課題の例

記載日：令和 　　年　　月　　日

氏名　　　　　　　　　　　　　

　ケアリングの実践として自分が取り上げたい事例を，具体的に5W1Hで記入してください．実践事例はかかわりが効果的であった事例，効果的とはいえなかった事例のどちらでもよいです．今後の助産実践につなげるために，振り返りをしたい事例をお書きください．

どのような妊産褥婦で，どのような場面でしたか．	
どのようなかかわりをしましたか．	
なぜ，そのようなかかわりをしたのか，自分の行動や言動，アセスメントを振り返り，どのような根拠があったのかを導き出してください．	
そのかかわりは，妊産褥婦にとって，どのような意味がありましたか．	
そのかかわりは，自分にとって，どのような意味がありましたか．	

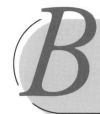

マタニティケア能力育成のための教育プログラム

　本項では,「助産師のコア・コンピテンシー」である〈マタニティケア能力〉の育成に必要な教育プログラム例を示す.〈マタニティケア能力〉は,助産実践能力習熟段階(クリニカルラダー)® においてレベル新人から順に段階を踏んでレベルⅣまで習熟するため,教育内容ごとにレベル新人〜レベルⅣまでの教育プログラム例を示した.

　教育プログラム例に記載した内容のポイントを**表4-4**に示した.本教育プログラム例を,助産師が自己研鑽を積む際の手がかりとして,各施設および研修を主催する団体などで研修を企画する際の教本として参考にしていただきたい.

表4-4　教育プログラム例の記載内容について

<table>
<tr><th colspan="2">項目</th><th>内容</th></tr>
<tr><td colspan="2">目的</td><td>各項目別にレベルごとの助産師の姿を記載.</td></tr>
<tr><td colspan="2">目標</td><td>目的を達成するためにレベルごとの助産師がどのようになっているべきかを示した到達目標.</td></tr>
<tr><td rowspan="3">学習方法</td><td>OJT</td><td>実践で習得する内容例.</td></tr>
<tr><td>自己学習</td><td>目標達成に向けて自己学習すべき内容例(目安).</td></tr>
<tr><td>受講を推奨する研修テーマなど</td><td>外部研修,院内研修,病棟や外来など所属する部署で行う研修や勉強会などの例を示す.
レベルが上がるごとに,後輩指導を行う.後輩指導を行う際に,企画・運営・評価を行いその例示をする.
アドバンス助産師® 取得や,アドバンス助産師® 更新のための学習内容として指定されている研修テーマを例示.
(詳細は,日本助産評価機構ウェブサイト* を参照)</td></tr>
</table>

＊日本助産評価機構ウェブサイト:https://josan-hyoka.org/

ローリスク妊婦に関する助産実践能力向上のための教育計画

妊娠期は，女性が母親となるための大きな変化を経験する時期である．身体的変化はもちろんのこと，初妊婦にとってはその後の母親という役割が付加される人生へ向けて心理的・社会的にも少しずつ着実に変化が起こる時期である．そうしたさまざまな変化とともにある妊婦を総合的に支援する者としての助産師の役割は大きく，多角的な能力育成のためのプログラムが必要である．

妊婦健康診査の実施には，経過診断を行う確実なフィジカルアセスメント能力が必要である．さらに妊婦の健康生活行動を個別にとらえ，ヘルスプロモーションを志向した保健指導実施のための総合的な知識の獲得も不可欠である．また，ローリスク/ハイリスクの適切な診断を行い，正常からの逸脱が予測される場合には，助産師は多職種と連携しながら円滑に役割を発揮しなければならない．

そして，多くの女性にとって，助産師という専門職に初めて出会うのは妊娠期である．妊娠を契機に定期的に妊婦健康診査に通うことになり，助産師に出会う．このときの助産師の印象は，助産師が女性や家族にとってどのような役割を果たす専門職であるかのイメージの基本となりうる．妊婦健康診査や保健指導は外来で行われることが多いが，短時間で妊婦と良好な人間関係を構築するという高いコミュニケーション能力を醸成するための教育プログラムが必要である．

●「ローリスク妊婦」の考え方

正常な妊娠経過を確実にアセスメントし助産診断できる能力を獲得することが基盤となるが，妊娠経過の中で妊婦や胎児の状態が変化し，ハイリスク妊婦となり多職種と協働して支援することが必要となる事例もある．ローリスクからハイリスクまで系統的に知識を整理し，対象に応じた役割行動がとれるよう，フィジカルアセスメントを含むアセスメント能力および実践能力の開発を行う必要がある．

また，ローリスク妊婦においては，異常の早期発見が重要であると同時に，積極的な健康増進への支援も重要な視点であり，効果的な保健指導を実施する能力の開発も対象に合わせた段階的な教育を行う．

「助産業務ガイドライン 2019」（日本助産師会）の「妊婦管理適応リスト」に沿って，各施設で対応を行う．

レベル新人：支援を受けながら，対象者 A* の妊婦健康診査および対象者 B* の診療の補助ができる．

レ ベ ル I：支援を受けながら，対象者 A・B の妊婦健康診査および保健指導ができ，対象者 C* の診療の補助ができる．

レ ベ ル II：自律して対象者 A・B の妊婦健康診査と保健指導，および対象者 C の診療の補助ができる．支援を受けながら，対象者 C の保健指導ができる．

レ ベ ル III：自律して個別性を考慮した妊婦健康診査と保健指導ができる．

レ ベ ル IV：すべての対象者の妊婦健康診査と保健指導についてアドバイスを行い，助産師外来において指導的な役割ができる．

| 支援を受けながら，対象者 A の妊婦健康診査および対象者 B の診療の補助ができる． | 支援を受けながら，対象者 A・B の妊婦健康診査および保健指導ができ，対象者 C の診療の補助ができる． | 自律して対象者 A・B の妊婦健康診査と保健指導，および対象者 C の診療の補助ができる．支援を受けながら，対象者 C の保健指導ができる． | 自律して個別性を考慮した妊婦健康診査と保健指導ができる． | すべての対象者の妊婦健康診査と保健指導についてアドバイスを行い，助産師外来において指導的な役割ができる． |

レベルIV

レベルIII

レベルII

レベルI

レベル新人

＊対象者 A：助産師が管理できる対象者
　対象者 B：連携する産婦人科医師と相談のうえ，協働管理すべき対象者
　対象者 C：産婦人科医師が管理すべき対象者

	レベル新人	

項目		内容
目的		支援を受けながら，対象者 A の妊婦健康診査および対象者 B の診療の補助ができる．
目標		1. 妊婦健康診査の診察項目を理解し，支援を受けながら，確実に正期産範囲（37〜41 週）の妊婦健康診査ができる． 2. 対象者 A および B の正期産以外の週数の妊婦健康診査について，支援を受けながら診療の補助ができる． 3. 指導のもと，診療録や母子健康手帳へ正確に記録ができる． ◎**妊婦健康診査 20 例以上の実施**
学習方法	OJT	• 産科外来，助産師外来における妊婦健康診査・保健指導の一連の流れ，器械や衛生材料などの使用方法，職種ごとの役割などについてオリエンテーションを受ける． • 妊婦健康診査におけるフィジカルアセスメントに必要な技術の確認を受ける． • 妊婦健康診査や保健指導を受ける妊婦の立場に立って一連の流れを体験し，妊婦の認識を検討する．
	自己学習	• 妊婦健康診査におけるフィジカルアセスメントに必要な技術を復習する． • 施設での一連の妊婦健康診査の手順を確認する． • 実施した妊婦健康診査を振り返って評価し，不明点を学習する． • 施設で実施されている保健指導内容（媒体含む）とその根拠を確認する． ＜レベルⅠに向けた準備＞ • 妊娠後期の妊婦への保健指導を復習し，施設での分娩入院の目安などの指導内容と実際を確認する．
	受講を推奨する研修テーマなど	• 妊娠期のフィジカルアセスメント研修 • 接遇，コミュニケーション技術研修 • 胎児心拍数陣痛図（CTG）判読研修

レベル I

項目		内容
目的		支援を受けながら，対象者 A・B の妊婦健康診査および保健指導ができ，対象者 C の診療の補助ができる．
目標		1. 支援を受けながら，対象者 A および B の正期産範囲の妊婦健康診査において，アセスメント・助産診断を行い，適切な連絡・報告ができる．
		2. 支援を受けながら，対象者 A および B の正期産範囲の妊婦に対して，一般的な保健指導ができる．
		3. 対象者 C の妊婦健康診査に必要な診察や基準などを理解し，支援を受けながら適切な診療の補助が実施できる．
		◎**妊婦健康診査 21〜50 例の実施**
学習方法	OJT	● 分娩予約や産科医療補償制度の申し込み，妊婦健康診査の公費負担など，施設や妊婦の居住地におけるサービスについてオリエンテーションを受ける．
		● ハイリスクへの移行や異常発見時のシミュレーションを行う．
	自己学習	● 実施した妊婦健康診査を振り返ってアセスメントや助産診断を評価し，不明点を学習する．
		●「新卒助産師研修ガイド」（日本看護協会）および「医療機関における助産ケアの質評価　第 2 版」（日本看護協会）あるいはそれに準拠した施設の経験チェックリストなどに従い，自己点検を行い，積極的に未経験項目を達成する．
		＜レベル II に向けた準備＞
		● 妊娠各期のフィジカルアセスメントに必要な項目，診断技術および基準値などを復習し，自施設の実際を確認する．
		● 妊娠各期の変化やマイナートラブルについて復習し，一般的な保健指導案を作成する．
	受講を推奨する研修テーマなど	● 妊娠期，分娩期のフィジカルアセスメント研修
		● 妊娠期の心理・社会的変化を含むヘルスアセスメントと支援に関する研修
		● 母子保健に関する法制度やサービスに関する研修
		● 出産準備教育の企画運営に関する研修

レベルⅡ

項目		内容
目的		自律して対象者 A・B の妊婦健康診査と保健指導，および対象者 C の診療の補助ができる．支援を受けながら，対象者 C の保健指導ができる．
目標		1. 先輩助産師とともに，助産師外来にて妊婦健康診査と保健指導が実施できる． 2. 支援を受けながら，フィジカルアセスメント・助産診断を行い，異常発見時の適切な対処ができる． 3. 妊婦の個別性を考慮した，妊娠各期の一般的な保健指導ができる． **◎妊婦健康診査 51～100 例の実施**
学習方法	OJT	● 施設での助産師外来の運営についてオリエンテーションを受け，先輩助産師とともに助産師外来でのケアを担当する． ● 妊娠各期の変化やマイナートラブルを踏まえたヘルスプロモーション支援に関してカンファレンスを運営し，事例を共有する．
	自己学習	● 助産師外来で担当した妊婦健康診査を振り返ってアセスメントや助産診断を評価し，不明点を学習する． ● 「医療機関における助産ケアの質評価　第 2 版」（日本看護協会）あるいはそれに準拠した施設の経験チェックリストなどに従い，自己点検を行い，積極的に未経験項目を達成する． ＜レベルⅢに向けた準備＞ ● ヘルスプロモーションについて学習し，効果的な保健指導の方法や内容についてまとめる．
	受講を推奨する研修テーマなど	● 妊娠期，分娩期のフィジカルアセスメント研修 ● 妊娠期の心理・社会的変化を含むヘルスアセスメントと支援に関する研修 ● ヘルスプロモーションに関する研修

レベルⅢ	
項目	**内容**
目的	自律して個別性を考慮した妊婦健康診査と保健指導ができる.
目標	1. 妊娠各期のローリスク妊婦の妊婦健康診査を正確に行うことができる. 2. ヘルスプロモーションの観点で，妊婦とその家族の個別性を考慮した保健指導を行うことができる. 3. 多職種や行政・地域と連携し，妊婦の継続的な支援に向けて調整できる.

学習方法	OJT	● 助産師外来において，妊婦の個別性に考慮した助産ケアを提供し，後輩助産師にも実践を伝える機会をもつ. ● 妊娠各期の変化やマイナートラブルを踏まえたヘルスプロモーション支援に関してカンファレンスを中心的に運営し，後輩助産師へのアドバイスを行う. <レベルⅣに向けた準備> ● 助産師外来の改善点について，医師や先輩助産師とともに検討する.
	自己学習	● 妊娠期から分娩期，産褥期まで継続してフォローする事例を経験することで，助産師外来での妊婦健康診査や保健指導を振り返り，助産診断・助産実践を評価する. ● 法制度や母子保健サービスを復習し，担当事例に合わせた活用をまとめる. ● 具体的事例のプロセスを想起し，助産師としての自身の姿勢を振り返る.
	受講を推奨する研修テーマなど	● 妊娠期，分娩期のフィジカルアセスメント研修の企画と運営 ● 妊娠期の心理・社会的変化を含むヘルスアセスメントと支援に関する研修の企画と運営 ● 法制度や母子保健サービスに関する研修の企画と運営

レベルⅣ	
項目	**内容**
目的	すべての対象者の妊婦健康診査と保健指導についてアドバイスを行い，助産師外来において指導的な役割ができる.
目標	1. 妊娠各期のローリスク妊婦への助産実践について，後輩助産師への指導を行うことできる. 2. 施設の助産師外来や妊婦健康診査のシステム，助産師外来について，多職種・他部門と調整し改善できる.

学習方法	OJT	● 助産師外来の運営や後輩助産師教育において，指導的な役割を担う.
	自己学習	● 具体的事例のプロセスを想起し，助産師としての自身の姿勢を振り返る. ● ハイリスクへの移行や異常発見時の対応について，最新の知見を学習し，スタッフへの指導を行う.
	受講を推奨する研修テーマなど	● 妊娠期，分娩期のフィジカルアセスメント研修の総合企画 ● 妊娠期の心理・社会的変化を含むヘルスアセスメントと支援に関する研修の総合企画

ローリスク産婦に関する助産実践能力向上のための教育計画

　妊娠中の条件がローリスクであっても，正常経過で分娩が終了するとは限らない．ローリスク産婦を支援する助産師には，健康な女性と胎児あるいは新生児の生命を守り，自然性を尊重する視座に立ち，身体的だけでなく精神的，社会的，心理的な条件も併せて産婦を支援できる幅広い実践能力が求められる．

　現在の周産期医療体制では，分娩経過に異常あるいは正常を逸脱することが予測される場合，より高次の施設へつなぐ医療連携が求められる．そして，その範囲は産科に限定されない．助産師は実践の場に求められる医療レベルにかかわらず，常に変化するリスクを想定して他職種と共通理解できる情報収集（フィジカルイグザミネーション）を行い，医学的根拠に基づいて産婦の状態を正しく査定（フィジカルアセスメント）できることを目指したい．

　一方，妊婦にハイリスク因子があっても，分娩開始からは正常経過をたどる場合もある．分娩は人間の生理的な営みであるとともに，母となる女性の発達段階のうえで重要な転機となる．たとえ医療が優先される場面でも，助産師の理念（生命の尊重・自然性の尊重・智の尊重）に沿い，女性のウェルネスに着目した倫理的なケア提供を行うことは必須である．ローリスク産婦の助産に関して助産師の実践能力を評価するには，実践体験からの語り（ナラティブ）によって実践知を見出す過程が必要である．体験を共有した同僚助産師，上司，あるいは他職種と振り返り（リフレクション）を常に行う風土を作ることで，あらゆるレベルの助産師が学ぶ機会になる．

●「ローリスク産婦」の考え方

　分娩時のリスクはダイナミックに変化するため，実践において「ローリスク産婦の分娩介助経験だけを積み重ねる」ことは現実的に不可能である．助産師に求められるローリスク産婦の助産実践能力は，すべての異常に対応できる知識・技術であるといえる．産婦のリスクだけでなく必要な医療提供場面も含めて，女性の潜在的な自然性を引き出す分娩介助経験から，1例ずつ助産師が学びを積み重ねていくと考えたい．

レベル新人：正期産で正常経過の産婦に対する助産診断と分娩介助を，支援を
　　　　　　　受けながら実践できる．
レベルⅠ：正期産で正常経過の産婦に対する助産診断と分娩介助を，ときに
　　　　　　助言を受けながら実践できる．
レベルⅡ：支援を受けながらすべての分娩期の産婦に対して助産診断と分娩
　　　　　　介助を実践できる．
レベルⅢ：すべての対象者に分娩期の助産ケアを提供し，自律して院内助産
　　　　　　を担える．
レベルⅣ：あらゆる分娩状況で情報を迅速に収集し，チーム医療の中で指
　　　　　　示・調整ができる．

正期産で正常経過の産婦に対する助産診断と分娩介助を，支援を受けながら実践できる．	正期産で正常経過の産婦に対する助産診断と分娩介助を，ときに助言を受けながら実践できる．	支援を受けながらすべての分娩期の産婦に対して助産診断と分娩介助を実践できる．	すべての対象者に分娩期の助産ケアを提供し，自律して院内助産を担える．	あらゆる分娩状況で情報を迅速に収集し，チーム医療の中で指示・調整ができる．
				レベルⅣ
			レベルⅢ	
		レベルⅡ		
	レベルⅠ			

レベル新人

	レベル新人

項目	内容
目的	正期産で正常経過の産婦に対する助産診断と分娩介助を，支援を受けながら実践できる．
目標	1. 標準感染予防策（スタンダードプリコーション）を正しく実施できる． 2. 正しく診察（問診・聴診・触診・内診のフィジカルイグザミネーション）できる． 3. 分娩監視装置を正しく装着し，きれいな胎児心拍数陣痛図（CTG）を取得できる． 4. 分娩3要素から分娩経過を予測して診断ができる． 5. 分娩期に起きやすい異常を意識しながら分娩経過を判断（フィジカルアセスメント）し，支援者（プリセプター，リーダー，上司など）に伝えられる． 6. 判断に迷うことを支援者に伝え，アドバイスを受けられる． 7. 産婦および家族に対して，支持的な対応ができる． 8. 決められた書式や方法（パルトグラム，SOAPなど）で助産ケアを記録できる． ◎**分娩介助30例**

学習方法	OJT	● 入院から退院まで産婦のケアの流れについてマニュアルなどで説明を受ける． ● 分娩にかかわる機器（分娩監視装置，分娩台，保育器など）の取り扱いについて，実地で説明を受け，正しく使用できる． ● 必要な診察技術（聴診・触診・内診）の事前確認を受け，実地で実践できる． ● 記録方法（電子カルテ，パルトグラム，伝票など）の決まりに基づき，実地での助産ケアを記録し，支援者から助言を受ける． ● 支援者とともに分娩介助を実践する． ● 分娩後は支援者とともにリフレクションを行い，学びと課題を確認する．
	自己学習	● マニュアルに沿って分娩の周辺業務（準備・片付け）がわかり，実施できる． ● 分娩にかかわる機器の扱い，記録や手続きを覚える． ● 触診・内診に関してシミュレータで演習し，支援者から診察技術について助言を受ける． ● 分娩期に起きやすい異常についてガイドラインや教科書を用いて復習を行う． ● 分娩後のリフレクションで明らかになった課題に沿って成書で復習する． ● シミュレータで分娩介助の演習を行い，支援者から助言を受ける． ＜レベルⅠに向けた準備＞ ● マタニティケア能力のチェックリスト＊などを利用して，実践技術の進度をポートフォリオに記録するよう習慣づける． ● NCPR（新生児蘇生法）アルゴリズムの自己学習をする．
	受講を推奨する研修テーマなど	● 施設内あるいは看護協会などで開催される新卒助産師研修 ● 実事例に基づくCTGカンファレンス ● 急速遂娩に関する勉強会

＊マタニティケア能力のチェックリストは「新卒助産師研修ガイド」（日本看護協会）を参照

		レベルⅠ
項目		**内容**
目的		正期産で正常経過の産婦に対する助産診断と分娩介助を，ときに助言を受けながら実践できる．
目標		1. 妊娠期の情報から，分娩期に予測される一般的な異常と対処がわかる． 2. 分娩入院時に適切な手技・方法で診察を自律して行える． 3. 分娩期に起きやすい異常徴候を除外（ルールアウト）する考え方（臨床推論）に沿って分娩経過を判断し，支援者や医師に報告できる． 4. 急速遂娩を実地で経験し，事例から学ぶ． 5. 器械分娩（帝王切開・鉗子分娩・吸引分娩）を実地で経験し，事例から学ぶ． 6. 蘇生や入院を要した新生児について実地で経験し，事例から学ぶ． ◎**分娩介助 31〜60 例**
学習方法	OJT	• 部署の日常のカンファレンスで，胎児心拍数陣痛図（CTG）の読み取りを行う． • 分娩介助での好事例（グッドプラクティス）を語り（ナラティブ），支援者とリフレクションを行う． • 急速遂娩の経験後，支援者とリフレクションを行って学びと課題を見出す． • 新生児蘇生の経験後，支援者とリフレクションを行って学びと課題を見出す．
	自己学習	• 分娩介助のナラティブをまとめ，報告の機会（同僚評価会など）を得る． • 急速遂娩事例のリフレクション後，ガイドラインや教科書を用いて復習をする． • 器械分娩（帝王切開・鉗子分娩・吸引分娩）のリフレクション後に，ガイドラインや教科書を用いて復習をする． <レベルⅡに向けた準備> • 正常産で正常経過での経験事例について，フィジカルアセスメントを含めたナラティブをまとめる． • 外来で妊婦健診の診療補助を行い，助産師外来システムに参画する．
	受講を推奨する研修テーマなど	• 急速遂娩・器械分娩について，部署でのシミュレーション研修 • 院内の成人・救急系のフィジカルアセスメント研修 • 医療安全に関する院内研修・ワークショップ • 内分泌系疾患のフィジカルアセスメント研修 • 助産記録に関する必須研修

レベルⅡ

項目		内容
目的		支援を受けながらすべての分娩期の産婦に対して助産診断と分娩介助を実践できる.
目標		1.　プライマリーケースを経験する. 　1）産科的リスクをもつ産婦の分娩を実地で経験し，事例から学ぶ. 　2）産科以外の合併症をもつ産婦の分娩を実地で経験し，事例から学ぶ. 　3）社会的・心理的リスクをもつ産婦の分娩を実地で経験し，事例から学ぶ. 　4）流産・死産事例を実地で経験し，事例から学ぶ. 　5）早産や，リスクをもつ胎児・新生児の分娩を実地で経験し，事例から学ぶ. 2.　助産録をガイドラインに則って記載し，新人に説明ができる. 3.　施設における母体救急への対応がわかり，メンバーとして参画できる. ◎**分娩介助 61〜100 例**
学習方法	OJT	●産科的リスクをもつ産婦，産科以外の合併症をもつ産婦，社会的・心理的リスクをもつ産婦，早産，流産・死産の経験後に同僚とリフレクションを行い，学びと課題を見出す. ●母体救急事例のカンファレンスに参加し，事例から学ぶ. ●先輩とともに新人，レベルⅠ助産師のサポートを行い，リフレクションでアドバイスを行う. ●リスクをルールアウトする思考（臨床推論）と，同僚・他職種との効果的な情報共有（SBAR）を日常的に修練し，慣習化する.
	自己学習	●産科的リスクをもつ産婦，産科以外の合併症をもつ産婦，社会的・心理的リスクをもつ産婦，早産，流産・死産の経験後のリフレクションから得た課題をもとに最新の文献を読み知識をアップデートする. ●臨床推論での思考と，効果的な情報共有の復習をする. ●母体救急事例のカンファレンスからの学びに加えて文献での復習をする. ＜レベルⅢに向けた準備＞ ●最新の「産婦人科診療ガイドライン」「助産業務ガイドライン」を読む.
	受講を推奨する研修テーマなど	●NCPR 研修 ●臨地実習指導者研修 ●院内での母体救命研修 ●医療安全に関する研修 ●呼吸器系，脳血管系，循環器系の病態とフィジカルアセスメント研修 ●後輩教育研修

レベルⅢ	
項目	**内容**
目的	すべての対象者に分娩期の助産ケアを提供し，自律して院内助産を担える．
目標	1. すべてのリスクの産婦に対して個別の助産ケアを経験する． 　1）産科的リスクをもつ産婦の分娩を実地で経験する． 　2）産科以外の合併症をもつ産婦の分娩を実地で経験する． 　3）心理的・社会的リスクをもつ産婦の分娩を実地で経験する． 　4）流産・死産事例を実地で経験する． 　5）早産や，リスクをもつ胎児・新生児の分娩を実地で経験する． 2. 助産録をガイドラインに則って記載し，新人に説明ができる． 3. 施設における母体救急の対応がわかり，リーダーとして参画できる． **◎分娩介助 100 例以上　プライマリーケース 20 例以上**
学習方法 OJT	●リスクをもつ産婦に対して行ったフィジカルアセスメントと，行った個別ケアについてナラティブを語る機会をもつ． ●外来での妊婦健康診査から産後の 1 か月健康診査までの継続したケア経験をもつ． ●部署（院内）での分娩期のフィジカルアセスメント研修の運営を担う． ●臨床推論での思考と，効果的な情報共有（SBAR）を実践し，指導できる． <レベルⅣに向けて> ●妊産婦のリスク管理やケアについて医師や同僚助産師と検討する． ●大学院進学など．
自己学習	●他部署（救急系・新生児・成人系）への短期異動を含めた経験の拡大を行う． ●母体救命事例への対応シミュレーションを行う． ●メンバーとして学会などでの実践報告や研究発表を行う．
受講を推奨する研修テーマなど	●院内のリーダーシップ研修 ●教育系の研修 ●母体救命講習会 ●NCPR 研修会（インストラクターとしての参加を含む）

	レベルⅣ	

項目		内容
目的		あらゆる分娩状況で情報を迅速に収集し，チーム医療の中で指示・調整ができる.
目標		1. レベルⅢまでに獲得した実践能力を活用して後輩指導の統括を行う. 2. 院内の助産ケア提供体制について見直しと改善を主体となって行う. 3. 地域医療圏の周産期医療体制の中で，母体救命を含む安全な医療提供体制ができる分娩環境について多職種と連携して体制を改善する. 4. 自身の助産観をもち，助産チームに伝える.
学習方法	OJT	● 院内助産システムを基盤とした助産師のキャリア開発システムを整備し，運用を統括する. ● 分娩マニュアルを EBM に沿って年度ごとに更新する体制を統括する. ● 医療圏における周産期医療体制の中で実動できる母体救命を含む院内の検討ワーキンググループを作り，運営する. ● 院内の助産実践能力習熟段階（クリニカルラダー）® 研修の実施と安定的な運用を行う.
	自己学習	● 関連学会での実践報告あるいは研究発表を行う. ● 異動・出向を含め，経験を拡大する. ● マネジメントの視野を広げるため，看護管理の視点を強化する.
	受講を推奨する研修テーマなど	● 自施設で経験できない領域（周産期センターから 1・2 次施設，あるいは逆）への研修システム，出向制度を活用した個別研修の機会の創出 ● 職能団体，助産師養成機関と協働した研修企画への参加，運営 ● 母体救命講習会（インストラクターとしての参加を含む） ● 看護管理者研修

ローリスク褥婦に関する
助産実践能力向上のための教育計画

　産褥期は，身体的・心理的・社会的変化が短期間に起こり，母親として新生児の世話や授乳（母乳育児）といった育児技術の習得，退院後の生活への適応など多くの課題をもった時期である．この時期は特に，母乳育児を基本とした授乳方法を確立し，母子関係や家族関係を深めるために，助産師の支援に加えて母親へのメンタルヘルスケアも必須である．

　新たな家族を迎えた母親とその家族が退院後も安心して生活し，育児が行えるように，助産師は必要に応じて多職種と連携し，地域の母子保健推進者と協働する役割がある．長期的視点で支援するアセスメント能力が求められる．

●「ローリスク褥婦」の考え方

　褥婦の基本情報，妊娠経過，分娩経過，分娩転帰の情報をもとに，正常な産褥経過が予測されるローリスク褥婦から，顕在化していないが経過とともに何らかの問題が発生するケースまで，退院後の生活を見据えた予測的な判断とアセスメントができる能力を育成していく．

　母子関係・家族関係を支援できるように対象の理解を深め，必要な支援を創造できるように事例検討や多職種連携を学ぶ教育を行う．

レベル新人：支援を受けながら褥婦の健康診査ができる．基本的な育児指導，褥婦への退院指導ができる．支援を受けながら，褥婦の授乳への思いや乳房の状態，児の状態，授乳状況のアセスメントができる．

レ ベ ル Ⅰ：計画に基づき基準や手順に則り安全で確実な健康診査ができる．支援を受けながら乳房ケアを含む授乳支援を実践できる．

レ ベ ル Ⅱ：褥婦の個別性に配慮したケアを自律して実践できる．支援を受けながら授乳困難や乳房トラブルへの対応を含む授乳支援を実践できる．

レ ベ ル Ⅲ：潜在する褥婦の問題やニーズを明確にし，必要なケアを実践できる．母乳外来を担当し，授乳困難や乳房トラブルへの対応を含む授乳支援を適切に実践できる．

レ ベ ル Ⅳ：褥婦の健康診査，保健指導においてスタッフに対して教育的・指導的役割を果たせる．他職種や行政，地域との連携や協働において中心的役割を担える．

支援を受けながら褥婦の健康診査ができる．基本的な育児指導，褥婦への退院指導ができる．支援を受けながら，褥婦の授乳への思いや乳房の状態，児の状態，授乳状況のアセスメントができる．

計画に基づき基準や手順に則り安全で確実な健康診査ができる．支援を受けながら乳房ケアを含む授乳支援を実践できる．

褥婦の個別性に配慮したケアを自律して実践できる．支援を受けながら授乳困難や乳房トラブルへの対応を含む授乳支援を実践できる．

潜在する褥婦の問題やニーズを明確にし，必要なケアを実践できる．母乳外来を担当し，授乳困難や乳房トラブルへの対応を含む授乳支援を適切に実践できる．

褥婦の健康診査，保健指導においてスタッフに対して教育的・指導的役割を果たせる．他職種や行政，地域との連携や協働において中心的役割を担える．

レベルⅣ

レベルⅢ

レベルⅡ

レベルⅠ

レベル新人

		レベル新人

	項目	内容
目的		支援を受けながら産婦の健康診査ができる．基本的な育児指導，褥婦への退院指導ができる．支援を受けながら，褥婦の授乳への思いや乳房の状態，児の状態，授乳状況のアセスメントができる．
目標		1.　産褥健康診査の診察項目を理解し，支援を受けながら安全確実にローリスク褥婦の健康診査ができる． 2.　支援を受けながら，ローリスク褥婦への基本的な退院指導ができる． 3.　支援を受けながら，ローリスク褥婦への基本的な育児技術指導ができる． 4.　支援を受けながら基本的な授乳指導ができる． 5.　マニュアルや産褥パスに沿って，正しい用語・適切な表現で記録できる． **◎ローリスク褥婦の産褥健康診査20例を実施する．**
学習方法	OJT	●ローリスク褥婦の産褥健康診査を一通り行い，正しくアセスメントできているか個別確認を受ける． ●ローリスク褥婦の基本的な退院指導を行う中で，先輩助産師からアドバイスを受け，退院指導を担当できる． ●乳房の状態や分泌状態，授乳状況の観察を行い，褥婦の授乳への思いに添った具体的な母乳育児支援へのアドバイスを受ける． ●褥婦の背景や妊娠経過，分娩情報から産後の母親の身体・心理的状況を理解する． ●産褥健康診査や児の1か月健康診査，母乳外来などの受診方法や予約申し込みなど，院内ルールについてのオリエンテーションを受ける． ●その施設で実施されている褥婦への保健サービスや，使用されている媒体を知る．
	自己学習	●褥婦の生理的変化（全身，退行・進行性）や心理・社会的変化について復習する． ●産褥パスに沿った観察項目とアセスメントの視点，その根拠を確認する． ●母乳育児支援についての基礎的な知識・技術・支援方法（「母乳育児成功のための10ヵ条2018年改訂版」「母乳代用品のマーケティングに関する国際基準」）について学習する． <レベルⅠに向けた準備> ●産褥健康診査の振り返りを行い，不明点・疑問点を解決する． ●産後の生理的変化やマイナートラブルを復習し，一般的な保健指導をまとめる． ●産褥期の異常とその徴候，影響する因子を復習する． ●授乳と離乳食（補完食）について復習する．
	受講を推奨する研修テーマなど	●産褥期のフィジカルアセスメント研修 ●母乳育児支援研修 ●接遇・コミュニケーションスキル研修

		レベル I

項目		内容
目的		計画に基づき基準や手順に則り安全で確実な産褥健康検査ができる．支援を受けながら乳房ケアを含む授乳支援を実践できる．
目標		1. 褥婦の基本的な観察やケアを正しく安全に行う中で，的確にアセスメントし，緊急性を判断して連絡・報告ができる．
		2. 施設のマニュアルに則り，基本的な退院指導ができる．
		3. 支援を受けながら，産後のマイナートラブルの予防・ケアができる．
		4. 褥婦の言動や行動から異常徴候に気づき，ケアにつなげることができる．
		5. 支援を受けながら，乳房の状態，母乳分泌量，児の状態，授乳状況などをアセスメントして個別的支援ができる．
		6. マニュアルや産褥パスに沿って正確かつ迅速に記録（診療記録および産褥パス）ができる．
		◎**褥婦の産褥健康診査 21〜50 例を実施する．**
学習方法	OJT	• ローリスク褥婦の個別保健指導を行い，正しくアセスメントできているか個別確認を受ける．
		• 乳房の状態や分泌状態，授乳状況の観察を行い，具体的な母乳育児支援へのアドバイスを受ける．
		• 異常発見時の連絡，報告，相談方法の確認とシミュレーションを行う．
	自己学習	• 実際の事例を振り返り，異常徴候の出現，対処を振り返り，疑問点を解決する．
		• 「新卒助産師研修ガイド」（日本看護協会）および「医療機関における助産ケアの質評価 第 2 版」（日本看護協会），あるいはそれに準拠した施設のチェックリストに従って自己点検を行い，積極的に未経験項目を達成する．
		• 「授乳・離乳の支援ガイド（2019 年改訂版）」（厚生労働省）を参照し，授乳と離乳について学習する．
		＜レベル II に向けた準備＞
		• 多様な褥婦のニーズを理解する．
		• 褥婦の状態および保健指導内容を復習し，自施設での対応を確認しておく．
		• 「乳腺炎ケアガイドライン 2020」を学習する．
		• 『母乳育児支援ガイド ベーシック・コース』（医学書院）を学習する．
	受講を推奨する研修テーマなど	• 産褥期のフィジカルアセスメント研修
		• 母乳育児支援研修
		• 家族計画に関する研修
		• 家族ケアに関する研修
		• ウィメンズヘルス研修
		• 接遇・コミュニケーションスキル研修

		レベルⅡ
\multicolumn{2}{...} 項目		内容
目的		褥婦の個別性に配慮したケアを自律して実践できる．支援を受けながら授乳困難や乳房トラブルへの対応を含む授乳支援を実践できる．
目標		1. ハイリスク褥婦の産褥健康診査を手順に則り安全にできる． 2. 支援を受けながら，リスクを判別し，異常発見時に適切かつすみやかに対処できる． 3. 退院までの日数や児の状態，家族背景を考慮した退院指導ができる． 3. 産褥日数に基づく乳房の状態や母乳分泌量，児の状態，授乳状況などを的確にアセスメントし，支援を受けながら個別的支援ができる． 4. 支援を受けながら，授乳困難や乳房トラブルに対処できる． ◎**産褥健康診査 51〜100 例を実施する.**
学習方法	OJT	• ハイリスクに移行した事例でのケアおよび指導を振り返り，不明点・疑問点を解消する．また，カンファレンスなどで問題を提起し，よりよいケアの提供について検討する． • 授乳困難や乳房トラブルのケースへの対応や，ケア介入が適切にできているかなどのアドバイスを受ける．
	自己学習	• 産褥期に起こる異常への対処やケアについて，文献や自施設での過去の事例から学ぶ． • 担当した褥婦の産後 1 か月健康診査や母乳外来での結果から，自らが行った退院指導を振り返り評価する． • 合併症がある褥婦の産後ケアについて，文献や自施設での過去の事例から学ぶ． • 授乳困難や乳房トラブルへの対応，その原因と予防，退院後のフォローなどを個別に振り返り，不明点・疑問点を解消する． •「乳腺炎ケアガイドライン 2020」を学習する． •『母乳育児支援ガイド ベーシック・コース』（医学書院）を学習する． •「医療機関における助産ケアの質評価 第 2 版」（日本看護協会）あるいはそれに準拠した施設のチェックリストに従って自己点検を行い，積極的に未経験項目を達成する． ＜レベルⅢに向けた準備＞ • 過去の産褥救急の事例記録をリーダーの視点でとらえ，緊急時におけるリーダーの役割を学ぶ． • 自施設周辺の各自治体が行っている産後ケア事業について調べる． • 自施設内連携・地域連携の実際について把握するために調べる． • 母親たちが参加できるさまざまな自助グループについて調べる．
	受講を推奨する研修テーマなど	• 産褥期のフィジカルアセスメント研修 • 周産期のメンタルヘルス研修 • 母乳育児支援（授乳困難や乳腺炎などの乳房トラブル）研修 • 多職種連携（IPW）研修

	レベルⅢ	
項目		**内容**

項目		内容
目的		潜在する褥婦の問題やニーズを明確にし，必要なケアを実践できる．母乳外来を担当し，授乳困難や乳房トラブルに適切への対応を含む，授乳支援を適切に実践できる．
目標		1. 褥婦の産褥健康診査を正確かつすみやかに行える． 2. 退院後の生活を見据え，多面的かつ長期的な視点による，家族をも含めた保健指導を行うことができる． 3. 褥婦の心理・社会的状況や家族の状況も考慮したアセスメントができ，潜在するニーズや問題を明確にできる． 4. 必要に応じて，他職種とともに行政・地域と連携した退院支援が実践できる． 5. 授乳困難や乳房トラブルへの対応が適切にでき，母乳外来を担当できる． 6. 助産師外来での実践において指導的な役割を担い，ロールモデルを示すことができる． ◎産褥健康診査 101〜200 例を実施する．
学習方法	OJT	● 助産師外来において，褥婦に即して自律したケア実践場面を後輩に示すことでロールモデルとなる． ● カンファレンスにおいて対応困難事例などを提示し，後輩からの意見や質問に対してアドバイザー的役割を果たす． ● 行政・地域と連携した退院支援を行うための調整役を果たす． ＜レベルⅣに向けた準備＞ ● 従来の授乳支援を含む産褥ケアや家族支援，他部門との連携などのシステムの改善について，医師や先輩助産師と検討する． ● 教育的な視点をもち，後輩スタッフ指導を行う．
	自己学習	● 自分が担当した産褥健康診査や各保健指導を個別に振り返り，助産実践を総合評価する． ● ケア事例を想起し，助産師としての自らの姿勢を自己評価する． ● 「医療機関における助産ケアの質評価 第 2 版」（日本看護協会）* のチェックリストに従って自己点検を行い，積極的に未経験項目を達成する．
	受講を推奨する研修テーマなど	● 産褥期のフィジカルアセスメント研修の企画への参加・運営 ● 母乳育児支援（難易度がより高い授乳困難や乳腺炎などの乳房トラブル）研修 ● リーダーシップに関する研修 ● コーチングスキル研修

＊「医療機関における助産ケアの質評価 第 2 版」（日本看護協会）：https://www.nurse.or.jp/home/publication/pdf/fukyukeihatsu/josancare_hyouka.pdf

		レベルⅣ
項目		**内容**
目的		褥婦の健康診査，保健指導においてスタッフに対して教育的・指導的役割を果たせる．他職種や行政，地域との連携や協働において中心的役割を担える．
目標		1. 産褥健康診査と保健指導において，常にスタッフに対して教育的・指導的な役割を果たすことができる．
		2. 他職種や行政，地域との連携・調整において中心的役割を担うことができる．
		3. 従来の産褥ケアや家族支援，他部門との連携などのシステムを，医師や関連部署と連携して改善できる．
学習方法	OJT	●助産師外来や母乳外来の運営全体において，指導的な役割をとる．
		●他職種や行政，地域との連携・調整において中心的役割を担い，その後，全体評価を行う中で，自身の役割をフィードバックする．
	自己学習	●ケア事例を想起し，助産師としての自らの姿勢を自己評価する．
		●ハイリスクへの移行および早期発見・対処に関して，ガイドラインに則した教育内容になっているか確認し，最新の情報とエビデンスを得ながら自らが学んだうえでスタッフを指導する．
		●『母乳育児支援ガイド アドバンス・コース』（医学書院）を学習する．
	受講を推奨する研修テーマなど	●産褥期のフィジカルアセスメント研修の総合企画
		●母乳育児支援研修の総合企画

ローリスク新生児に関する
助産実践能力向上のための教育計画

　新生児期は，WHO（世界保健機関）の統計では，「出生から28日間（日齢）まで」とされている．仁志田らは「胎内環境から胎外環境への適応の時期であり，人生の中で最も危険に満ちた時期であるが，90％以上の児は適切な管理と観察を必要としていても，病児のように扱われる必要はない」と述べている[1]．この時期は，子宮外での生活に適応するためにさまざまな変化が生じる時期であり，生理的な範囲からの逸脱も生じやすい．助産師として胎外環境適応を促進し，逸脱を早期に発見し対処すること，正常な発達を促すことは必須の能力である．また，同時に母子関係の始まりの時期でもある．よりよい発達を支援するために，母子を中心とした家族ケアの実践が重要となる．

　ここでは，主に出生時の胎外環境適応，その後の生理的変化，退院までの新生児の子宮外生活への適応をアセスメントし，必要なケアを実践することを中心に教育目標・計画を示す．

●「ローリスク新生児」の考え方

　妊娠期・分娩期においてリスク因子のない母体から出生し，母体外への正常な適応経過が予測される新生児から顕在的な問題はみられない．しかし正常からの逸脱の可能性があることを常に念頭におきながら，慎重な経過観察を行う必要があり，レベル新人～レベルⅠの範囲では，正常から正常を逸脱する可能性がある新生児までを段階的に経験することで知識の整理をし，アセスメント能力・実践能力開発を行う．

レベル新人：支援を受けながらローリスク新生児におけるケアを実践できる．
レベルⅠ：ローリスク新生児におけるケアを自律して実践できる．
レベルⅡ：支援を受けながら，出生前のリスク因子アセスメントに基づいたケアの予測・準備ができる．
レベルⅢ：出生前のリスク因子アセスメントとそれに基づいたケアの予測・準備ができる．
レベルⅣ：出生前のリスク因子アセスメントとそれに基づいたケアの予測・準備において常にスタッフに対して教育的・指導的役割を果たせる．

● 引用文献

1）仁志田博司 編：新生児学入門，第5版．医学書院，2018．

| 支援を受けながらローリスク新生児におけるケアを実践できる. | ローリスク新生児におけるケアを自律して実践できる. | 支援を受けながら,出生前のリスク因子アセスメントに基づいたケアの 予測・準備ができる. | 出生前のリスク因子アセスメントに基づいたケアの予測・準備ができる. | 出生前のリスク因子アセスメントとそれに基づいたケアの予測・準備において常にスタッフに対して教育的・指導的役割を果たせる. |

レベルⅣ

レベルⅢ

レベルⅡ

レベルⅠ

レベル新人

レベル新人		
項目		**内容**
目的		支援を受けながらローリスク新生児におけるケアを実践できる. 1. 出生前のリスク因子をアセスメントできる. 2. 出生時のケアを行い胎外環境への適応を実践できる. 3. 異常の早期発見を行いハイリスクへの移行を防ぐように報告できる. 4. 出生直後〜退院までの健康状態をアセスメントし日常生活支援のための基本的ケアが実践できる. 5. 母子の愛着形成を促進できる. 6. 退院に向けて,母子関係を中心とした家族ケアに基づく教育的支援を実践できる.
目標		1. 支援を受けながら,出生前のリスク因子の有無およびその内容を述べることができる. 2. 新生児の解剖・生理学的な特徴に関する基礎知識を理解し,支援を受けながらフィジカルアセスメントが実践できる. 3. 支援を受けながら,アセスメントに基づいた基本的ケアを計画・実践できる. 4. NCPR(新生児蘇生法)のアルゴリズムに基づいた基本的ケアを理解し,支援を受けながら実践できる. 5. 母子の愛着形成促進,母子関係を中心とした家族ケアの基本概念と重要性を理解し,支援を受けながら行動できる.
学習方法	OJT	●実際の受け持ち事例を通じた OJT を受ける. 　・出生直後のケア 　・新生児のフィジカルアセスメント 　・母子の愛着形成と家族ケア支援
	自己学習	●新生児の解剖・生理・行動学的特徴の基本的知識について復習する. ●NCPR について学ぶ.
	受講を推奨する研修テーマなど	●新生児およびその家族に関する倫理的課題についての事例検討など ●新生児のフィジカルアセスメントに関する研修 ●ハイリスク新生児に関する研修 ●母子の愛着形成促進,家族ケアに関する研修 ●NCPR に基づく出生直後のケアに関する研修 ●NCPR　A コース* の資格未取得者については資格取得

＊ NCPR　A コース:https://www.ncpr.jp/U_001.html

レベルⅠ

項目		内容
目的		ローリスク新生児におけるケアを自律して実践できる. 1. 出生前のリスク因子を自律してアセスメントできる. 2. 出生時のケアを行い胎外環境への適応を自律して実践できる. 3. 異常の早期発見を行いハイリスクへの移行を防ぐケアを自律して実践できる. 4. 出生直後〜退院までの健康状態をアセスメントし日常生活支援のための基本的ケアを自律して実践できる. 5. 母子の愛着形成促進を自律して促進できる. 6. 退院に向けて,家族ケアに基づいた教育的支援を自律して実践できる.
目標		1. 出生前のリスク因子の有無およびその内容を述べることができる. 2. 新生児のフィジカルアセスメントを実践できる. 3. フィジカルアセスメントに基づいたケアを計画・実践できる. 4. NCPR に基づいた出産直後のケアが実践できる. 5. 母子の愛着形成,家族ケアの基本概念に基づいて行動できる.
学習方法	OJT	●実際に経験した事例について,出生前〜退院まで家族への支援を含めて実践を振り返る.
	自己学習	●新生児の解剖・生理・行動学的特徴に関する基本的知識を復習する. ●NCPR について学ぶ
	受講を推奨する研修テーマなど	●新生児およびその家族に関する倫理的課題についての事例検討へ参加し,自分の意見を述べる. ●ハイリスクへの移行が考えられる事例(新生児一過性多呼吸など)のシミュレーション教育 ※メンバーとして参加し,基本的なフィジカルアセスメントが実践できること,ハイリスクへの移行の可能性に気づき,報告できることを確認する.

<table>
<tr><td colspan="3" align="center">レベルⅡ</td></tr>
</table>

項目		内容
目的		支援を受けながら，出生前のリスク因子アセスメントに基づいたケアの予測・準備ができる. 1. ローリスク新生児の出生前〜退院まで，個別性を考慮したアセスメントとケアを実践できる. 2. 個別性を考慮して出生時のケアを行い，胎外環境への適応を実践できる. 3. 個別性を考慮した母子の愛着形成を促進できる. 4. 個別性に配慮し，退院に向けて家族ケアに基づいた教育的支援を実践できる.
目標		1. 支援を受けながら，出生前のリスク因子を判別しそれに基づいたケアを準備できる. 2. 支援を受けながら，新生児それぞれの特徴や家族の心理・社会背景などを考慮したケアの計画・実践ができる. 3. 支援を受けながら，正常からの逸脱に気づき適切な対応ができる. 4. NCPR に基づき必要な蘇生処置ができる. 5. 母子の愛着形成促進，家族ケアの基本概念に基づいた行動ができる.
学習方法	OJT	●実際に経験した事例を用いて，助産過程・診断のプロセスおよび立案した計画について，家族への支援も含めて，到達目標に沿って振り返る.
	自己学習	●レベルⅠでの習得内容の復習をする.
	受講を推奨する研修テーマなど	●新生児およびその家族に関する倫理的課題に関する研修 ●ハイリスクへの移行が考えられる事例をもとにした研修 ●実際に蘇生措置を必要とする事例（新生児仮死・超早産児〜NICU 搬送）のシミュレーション研修 ※必要時に助言を受けながらリスク因子を判別し，それに基づく準備や出生した新生児のケアを正しく実践できているかの確認が含まれた研修とする

		レベルⅢ

項目		内容
目的		出生前のリスク因子アセスメントとそれに基づいたケアの予測・準備ができる.
		1. ローリスク新生児の出生前～退院後まで，個別性を考慮したアセスメントとケアを自律して実践できる.
		2. 個別性を考慮して出生時のケアを行い，胎外環境への適応を実践しハイリスク移行への早期発見を行い，多職種との連携により対処できる.
		3. 個別性に配慮した母子の愛着形成を促進できる.
		4. 個別性に配慮し，母子関係を中心とした家族ケアに基づく退院後の生活を見据えた教育的支援を実践できる.
		5. 新生児のケアに関するロールモデルとなる.
		6. 新生児ケアに関するスタッフ教育に参加できる.
目標		1. 出生前のリスク因子を判別し，それに基づき退院後までを考慮したケアの準備ができる.
		2. 新生児それぞれの特徴や家族の心理・社会背景などを考慮したケアの計画・実践ができる.
		3. NCPR に基づき必要な蘇生処置ができる.
		4. 正常からの逸脱に気づき適切な対応ができる.
		5. 新生児のケアに関して，スタッフに対して教育的なかかわりができる.
		6. 母子の愛着形成促進，家族ケアの基本概念に基づいた行動がとれる.
		7. 家族ケアについて，スタッフに対して教育的なかかわりができる.
		◎新生児の健康診査（出生直後～退院までのあらゆる時期を含む）を 100 例以上実施する.
学習方法	OJT	●実際に経験した事例を用いて，助産過程・診断のプロセスおよび立案した計画について，家族への支援も含めて，到達目標に沿って振り返る.
		●正しい知識や手技をわかりやすく説明できたかなど，教育への参加後に振り返りを行う.
	自己学習	●レベルⅡまでの習得内容を復習する.
		●教育・指導の基本的な知識を習得する.
	受講を推奨する研修テーマなど	●新生児およびその家族に関する倫理的課題に関する研修の企画・運営
		●ハイリスクへの移行が考えられる事例をもとにした研修の企画・運営
		●実際に蘇生措置を必要とする事例（新生児仮死・超早産児～NICU 搬送）のシミュレーション研修の企画運営
		※教育・研修企画から参加する.
		※リスク因子を判別し，新生児のケアを正しく実践できているかの確認を含む研修とする.

レベルⅣ

項目		内容
目的		出生前のリスク因子アセスメントとそれに基づいたケアの予測・準備において常にスタッフに対して教育的・指導的役割を果たせる. 1. ローリスク新生児の出生前～退院後の生活までのアセスメントとケアについて常にスタッフに対して教育的・指導的役割を果たせる. 2. 出生時のケアにおいて胎外環境への適応を実践し，ハイリスク移行への早期発見を行い，多職種との連携と調整において常にスタッフに対して教育的・指導的役割を果たせる. 3. 母子の愛着形成促進において常にスタッフに対して教育的・指導的役割を果たせる. 4. 母子関係を中心とした家族ケアに基づく退院後の生活を見据えた教育的支援において常にスタッフに対して教育的・指導的役割を果たせる. 5. 新生児ケアに関するスタッフ教育の企画・評価を実践できる. 常にスタッフに対して教育的・指導的役割を果たせる.
目標		1. 出生前～退院後まであらゆる時期において，想定外のハイリスク移行など直面した状況に対して，改善・解決に向けた最も適切なケアを柔軟に実践できる. さらに常にスタッフに対して教育的・指導的役割を果たせる. 2. 後輩・多職種との連携・調整において，常にスタッフに対して教育的・指導的役割を果たせる 3. ハイリスクへの移行と早期発見・対処方法について常にスタッフに対して教育的・指導的役割を果たせる. 4. NCPRに基づく出生直後のケア，新生児のケアについて常にスタッフに対して教育的・指導的役割を果たせる. 5. 母子の愛着形成促進，家族ケアについて常にスタッフに対して教育的・指導的役割を果たせる.
学習方法	OJT	● 実際に経験した事例をもとに，助産過程・診断のプロセスおよび立案した計画について，家族への支援・多職種協働も含めて，到達目標に沿って振り返る. ● 正しい知識や手技をわかりやすく説明し，実践につなげられていたか，教育への参加後に振り返りを行う. ● OJT後の理解度の確認を行う.
	自己学習	● レベルⅢまでの習得内容の復習をする. ● チーム医療・多職種連携について学ぶ. ● シミュレーション教育について学ぶ.
	受講を推奨する研修テーマなど	● 新生児およびその家族に関する倫理的課題についての研修の企画・運営・評価 ● レベル新人～レベルⅢを対象とする教育研修の企画・運営・評価 ● シミュレーション教育において，コーディネーター役として参加，スタッフの研修実施・評価 　※多職種と協働した研修とする. 　※リスク因子を判別し，新生児のケアを正しく実践できているかの確認・評価を含む研修とする.

妊産褥婦のメンタルヘルス支援に関する助産実践能力向上のための教育計画

　妊産褥婦は，母親としての役割を獲得する過程の中で精神的不調を起こしやすく，また家族機能の変調に伴う夫婦不和，愛着障害による虐待などメンタルヘルスに関連するさまざまな問題が生じる．また，妊娠を機に気分障害（大うつ病，双極性障害），不安障害（全般性不安障害，パニック障害，強迫性障害）が出現・悪化することがある．産後うつ病は9％ほどの母親に認めるといわれており，母親の精神状態は子どもの成長発達にも影響を及ぼし，適切な治療が行われないと母親の自死に至る場合もある．母親の支援環境を整えることで精神不調の悪化を防げることもあり，産婦健康診査事業，産後ケア事業などが行われるようになった．

　妊娠・出産・育児によるメンタルヘルスの不調を早期に発見し，妊産褥婦に継続した支援ができるように助産師の実践能力を身につける必要がある．

● 出産体験による心的外傷後ストレス障害

　多くの母親は，出産体験を通じて母親意識の発達を促される．しかし，母親の一部には産科的要因（出産経験，分娩経過，分娩所要時間，分娩様式，産科処置），心理・社会的要因（両親学級受講の有無，立ち会い分娩の有無，出産時の不安，夫の対応に対する妻の満足度）などにより，自己肯定感が下がったり，分娩時の体験により心的外傷後ストレス障害となったりする母親もいる．特に，帝王切開分娩の母親は，分娩の苦痛に耐えられなくて上手く子どもを産むことができなかったと否定的にとらえたり，緊急時における医療従事者の心ない言動を生々しく長期に記憶したりするという．このことからも，特に予想していなかった出産体験をした母親は産後に出産体験を振り返る機会（バースレビュー）を設け，心的外傷後ストレス障害を予防することが重要である．

●「妊産褥婦のメンタルヘルス支援」の考え方

レベル新人：支援を受けながら，正常経過の妊産褥婦の心理的変化と反応を理解できる．

レベルⅠ：支援を受けながら，正常経過から逸脱した妊産褥婦のケアを実践できる．

レベルⅡ：心理的問題をもつ妊産褥婦のケアを実践できる．

レベルⅢ：精神障害をもつ妊産褥婦をスクリーニングできる．

レベルⅣ：さまざまな精神障害をもつ妊産褥婦にメンタルヘルスケアが実践できる．

支援を受けな
がら，正常経
過の妊産褥婦
の心理的変化
と反応を理解
できる.

支援を受けな
がら，正常経
過から逸脱し
た妊産褥婦の
ケアを実践で
きる.

心理的問題を
もつ妊産褥婦
のケアを実践
できる.

精神障害をも
つ妊産褥婦を
スクリーニン
グできる.

さまざまな精神
障害をもつ妊産
褥婦にメンタル
ヘルスケアが実
践できる.

レベルⅣ

レベルⅢ

レベルⅡ

レベルⅠ

レベル新人

レベル新人		
項目		**内容**
目的		支援を受けながら，正常経過の妊産褥婦の心理的変化と反応を理解できる.
目標		1. 正常な妊産褥婦の心理的変化と反応がわかる. 2. 母親役割を獲得する過程が理解できる. 3. 妊産褥婦の話を傾聴できる.
学習方法	OJT	●正常な経過の妊産褥婦を担当し，ケアを実践し，事例の振り返り・まとめを通じて妊産褥婦の心理的変化を振り返る.
	自己学習	●母親役割獲得過程について学ぶ. ●妊産褥婦の心理的変化と影響する因子について学ぶ. <レベルⅠに向けた準備> ●バースレビューについて復習する.
	受講を推奨する研修テーマなど	●コミュニケーション技法：対象理解のための傾聴技術

レベルⅠ

項目		内容
目的		支援を受けながら，正常経過から逸脱した妊産褥婦のケアを実践できる．
目標		1. 正常経過から逸脱した妊産褥婦の心理的問題を理解し実践できる． 2. 胎児，新生児に異常がある母親の心理的問題を理解できる．
学習方法	OJT	● 正常経過から逸脱した妊産褥婦を担当し，心理的問題を理解して喪失体験のケアを振り返る．
	自己学習	● 喪失体験について学習する． ＜レベルⅡに向けた準備＞ ● マタニティブルーズについて復習する． ● 流産・死産による悲嘆過程の理解と支援について復習する． ● 家族看護について復習する．
	受講を推奨する研修テーマなど	● 正常な経過をたどる妊産褥婦の心理に関する研修 ● バースレビューの意義や効果に関する研修

レベルⅡ

項目		内容
目的		心理的問題をもつ妊産褥婦のケアを実践できる．
目標		1. マタニティブルーズの支援を実践し，退院後も継続支援ができる． 2. 妊産褥婦に産後うつ病に関する情報提供ができる． 3. 心理的問題をもつ妊産褥婦とその家族に支援できる． 4. 流産・死産，胎児異常を経験した母親への支援ができる．
学習方法	OJT	● 心理的問題のある妊産褥婦の事例のまとめ・振り返りを行う．
	自己学習	● 産褥期に起こりやすいメンタルヘルスの問題（マタニティブルーズ，産後うつ病，産褥精神病）について学ぶ． ● 家族看護について学ぶ． ● 精神障害と授乳について復習する．
	受講を推奨する研修テーマなど	● 胎児死亡・新生児死亡した母親の悲嘆過程，喪失体験に関する研修 ● 周産期における家族関係と家族支援の研修

レベルⅢ	
項目	**内容**
目的	精神障害をもつ妊産褥婦をスクリーニングできる.
目標	1. スクリーニングツールを正しく使い，精神状態をアセスメントできる. 2. メンタルヘルスケアが必要な妊産褥婦をスクリーニングし，支援できる. 3. 精神疾患が母子関係に与える影響について理解できる.

教育内容および教育方法	OJT	• 精神障害をもつ母親と家族への支援について，事例をとおして振り返る.
	自己学習	• 「育児支援チェックリスト」「エジンバラ産後うつ病質問票（EPDS）」「赤ちゃんへの気持ち質問票」の3つの質問紙の使い方を学ぶ. • 周産期と精神障害（気分障害，不安障害，パーソナリティ障害など）について学ぶ. • 虐待と愛着障害について学ぶ.
	推奨研修	• 産褥期に起こりやすい精神障害の研修 • 周産期の経験が精神疾患に及ぼす影響の研修 • 日本産婦人科医会「母と子のメンタルヘルスケア研修会」* • カウンセリングの研修

＊日本産婦人科医会「母と子のメンタルヘルスケア研修会」：https://mcmc.jaog.or.jp/ workshops/

レベルⅣ	
項目	**内容**
目的	さまざまな精神障害をもつ妊産褥婦にメンタルヘルスケアが実践できる.
目標	1. 精神障害をもつ妊産褥婦と家族に妊娠期から継続した支援ができる. 2. 院内の多職種（精神科医，小児科医，ソーシャルワーカー，臨床心理士など），市区町村保健センター，児童相談所などと連携して支援できる. 3. 多職種と連携しドメスティック・バイオレンス，児童虐待への支援ができる.

学習方法	OJT	• 多職種連携が必要な精神障害をもつ母親と家族の事例を振り返り，助産師の役割を明確にする.
	自己学習	• 多職種連携について学ぶ. • 保健センター，児童相談所の役割について学ぶ. • 心理的介入について学ぶ.
	受講を推奨する研修テーマなど	• 心理的援助方法の研修 • 精神療法の研修

妊娠高血圧症候群に関する
助産実践能力向上のための教育計画

　　妊娠高血圧症候群（HDP：hypertensive disorders of pregnancy）は，2005年に妊娠中毒症という名称から妊娠高血圧症候群（PIH：pregnancy induced hypertension）に変更，その後，2017年にHDPへ，2018年から新しい定義分類にすることが提唱された．

　　妊娠高血圧症候群を発症する割合は全妊婦の20人に1人とされ，産科領域の代表的な疾患の1つである．したがって，助産師は新人であっても，この疾患の病態や対処法を理解しておく必要がある．

●「妊娠高血圧症候群」の考え方

　　妊娠高血圧症候群の予防から発症したケースまで，レベル新人から段階的に理解を進めることでアセスメント能力と実践能力の開発を行いたい．

レベル新人：支援を受けながら妊娠高血圧症候群の予防ケアおよび発症した妊　　　　　　　　産婦のケアについて理解できる．
レベルⅠ：妊娠高血圧症候群の妊産婦に基本的なケアを提供できる．助言を　　　　　　　受けながら妊娠高血圧症候群の妊産婦のケアが実践できる．
レベルⅡ：妊娠高血圧症候群の妊産婦に対して個別的なケアができる．
レベルⅢ：ハイリスク妊産婦のケアが自律して実践できる．
レベルⅣ：ハイリスク妊産婦のケアに対して指導的な役割とチームの調整が　　　　　　　できる．

| 支援を受けながら妊娠高血圧症候群の予防ケアおよび発症した妊産婦のケアについて理解できる． | 妊娠高血圧症候群の妊産婦に基本的なケアを提供できる．助言を受けながら妊娠高血圧症候群の妊産婦のケアが実践できる． | 妊娠高血圧症候群の妊産婦に対して個別的なケアができる． | ハイリスク妊産婦のケアが自律して実践できる． | ハイリスク妊産婦のケアに対して指導的な役割とチームの調整ができる． |

レベルⅣ

レベルⅢ

レベルⅡ

レベルⅠ

レベル新人

		レベル新人

項目		内容
目的		支援を受けながら妊娠高血圧症候群の予防ケアおよび発症した妊産婦のケアについて理解できる. 1. 妊娠高血圧症候群に関する基本的知識を習得できる. 2. 妊娠高血圧症候群の妊産婦のケアについて理解できる. 3. 支援を受けながら妊娠高血圧症候群の妊産婦へ基本的なケアを提供できる. 4. 緊急時の対応について理解し支援を受けながら物品を準備できる.
目標		1. 指示, 手順, ガイドに従い, 妊娠高血圧症候群の妊産婦のケアができる. 2. 妊娠高血圧症候群の基礎的知識を理解できる. 3. 妊娠高血圧症候群の妊産婦に対して, 基礎的知識に基づいた観察ができる.
学習方法	OJT	● 妊娠高血圧症候群の妊婦の事例のまとめと振り返りを行う.
	自己学習	● 妊娠高血圧症候群の基礎的知識を復習する. ● 妊娠高血圧症候群発症予防に関するケアについて理解する. ● 妊娠高血圧症候群の妊婦の観察を演習する. ● 子癇発症予防, HELLP 症候群, 常位胎盤早期剥離発症時の応援の要請を演習する. ● 母体救急の対応について演習する. ＜レベルⅠに向けた準備＞ ● 妊娠高血圧症候群の妊産婦へのケアについて復習し, 基礎的なかかわりや発症リスク, 発症予防について確認しておく.
	受講を推奨する研修テーマなど	● ハイリスク妊娠（主要な疾患に関する病態とケア）の研修

レベルⅠ

項目		内容
目的		妊娠高血圧症候群の妊産婦に基本的なケアを提供できる．助言を受けながら妊娠高血圧症候群の妊産婦に対して個別的なケアが実践できる．
目標		1. 妊娠高血圧症候群の基礎的知識を活用できる． 2. 妊娠高血圧症候群の妊産婦に対して病態に合わせた観察ができる． 3. 助言を受けながら妊娠高血圧症候群の妊産婦に対して病態の変化に合わせたケアを実践できる．
学習方法	OJT	● 妊娠高血圧症候群の妊婦の事例のまとめと振り返りを行う．
	自己学習	● 妊娠高血圧症候群のフィジカルアセスメントを復習する． ● 事例に沿った妊娠高血圧症候群のフィジカルアセスメントを演習する． ＜レベルⅡに向けた準備＞ ● 妊娠高血圧症候群の妊産婦へのケアについて復習し，個別性を踏まえたかかわりについてまとめ，確認する．
	受講を推奨する研修テーマなど	● ハイリスク妊娠（主要な疾患に関する病態とケア）の研修

レベルⅡ

項目		内容
目的		妊娠高血圧症候群の妊産婦に対して個別的なケアができる．
目標		1. 妊娠高血圧症候群の応用的知識を活用できる． 2. 助言を受けながら，妊娠経過中に発生するリスクの判別を含め妊娠高血圧症候群の妊産婦に対処できる． 3. 子癇発症予防，HELLP症候群，常位胎盤早期剥離について理解できる． 4. 子癇発症予防，HELLP症候群，常位胎盤早期剥離の対処ができる．
学習方法	OJT	● 子癇発症予防，HELLP症候群，常位胎盤早期剥離事例のまとめと振り返りを行う．
	自己学習	● 子癇発症予防，HELLP症候群，常位胎盤早期剥離の知識と対処を復習する． ● 妊娠高血圧症候群の妊婦の子癇発症の予防，HELLP症候群と常位胎盤早期剥離の対処を演習する． ＜レベルⅢに向けた準備＞ ● 妊娠高血圧症候群の妊産婦へのケアについて復習し，個別性を踏まえたかかわりについてまとめ，確認する．
	受講を推奨する研修テーマなど	● 母体救急に関する研修（J-CIMELS＊ など）

＊ J-CIMELS：https://www.j-cimels.jp/theme49.html

レベルⅢ

項目		内容
目的		ハイリスク妊産婦のケアが自律して実践できる.
目標		1. 妊娠高血圧症候群の妊産婦のケアに対して自律して個別性を考慮したケアを提供できる. 2. 正常妊産婦の妊娠高血圧症候群への移行を早期に発見できる. 3. 潜在する助産問題を明確にできる.
学習方法	OJT	●妊娠高血圧症候群の妊産婦を受け持つ後輩の指導に関してレポートを書く. ●妊娠高血圧症候群を合併した妊産婦の管理について後輩を指導する. ＜レベルⅣに向けて＞ ●妊娠高血圧症候群の妊産婦の管理やケアについて医師や助産師と検討する.
	自己学習	●ケアの場面を想起し助産師として自らの姿勢を評価する.
	受講を推奨する研修テーマなど	●ハイリスク妊娠（主要な疾患に関する病態とケア）に関する研修企画

レベルⅣ

項目		内容
目的		ハイリスク妊産婦のケアに対して指導的な役割とチームの調整ができる.
目標		1. 妊娠高血圧症候群の妊産婦のケアに対して指導的な役割が担える. 2. 妊娠高血圧症候群の妊産婦のケアについて医師と連携し医療提供体制について検討できる.
学習方法	OJT	●妊娠高血圧症候群の妊産婦を受け持つ後輩への指導に関してレポートを書く. ●妊娠高血圧症候群を合併した妊産婦の管理について後輩を指導する.
	自己学習	●妊娠高血圧症候群の妊産婦に対するチームケアについて学び周知する.
	受講を推奨する研修テーマなど	●ハイリスク妊娠に関する教育研修（主要な疾患に関する病態とケア）の企画

妊娠糖尿病に関する助産実践能力向上のための教育計画

　生活習慣の変化や出産年齢の高年齢化などにより妊娠糖尿病（GDM：gestational diabetes mellitus）は年々増加し，全妊婦の10%前後がGDMと診断されている[1,2]．GDMが治療されずに高血糖状態が続くと胎児への影響や，妊娠高血圧症候群などさまざまな母子妊娠合併症を引き起こす[3]．また，GDMは既往女性の次回妊娠時の再発率[4]や将来の2型糖尿病発症率の高さ[5]に加え，GDMの母親から生まれた児の将来的な糖代謝異常や肥満症罹患の問題[6]など世代間連鎖も課題となっている．そのため，GDM妊産褥婦への支援には，GDMの予防，妊娠中の血糖コントロール，そして母子の将来的な糖代謝異常の予防が重要となる．妊娠中から産後まで長期的，かつ継続的にかかわることができる助産師は，妊娠中のかかわりから将来的な生活習慣に対するヘルスプロモーションの視点をもつことが必要である[3]．その視点に立って，GDMの妊婦が妊娠中の血糖コントロールに加え，生涯にわたって肯定的にセルフケア行動を継続できる支援を行うための知識とスキルの獲得が必要となる．

●「妊娠糖尿病（GDM）」の考え方

　GDMの予防からGDMを発症したケースまで，個別性に応じた支援の提供と多職種連携のコーディネーターとしての役割を担える知識と技術の習得に向けて段階的に実践能力を高めていくことが重要である．

レベル新人：GDMの病態生理と管理方法，必要となる看護ケアが理解できる．

レベル Ⅰ：GDMの妊産褥婦に対して基本的な看護介入を，指示・手順に従いながら実践できる．

レベル Ⅱ：GDMの妊産褥婦に対して個別性に応じた看護介入が実践できる．助言を受けながら助産師外来などで妊娠期から継続的な支援を実践できる．

レベル Ⅲ：自律して妊娠期から産後まで継続的に個別性に応じた支援が実践できる．

レベル Ⅳ：多職種連携のコーディネーターとしてチームの調整や後輩育成を行いながら，妊娠期から産後まで継続的な支援を実践できる．

● 引用文献

1) Morikawa M, et al：Perinatal mortality in Japanese women diagnosed with gestational diabetes mellitus and diabetes mellitus. J Obstet Gynaecol Res 43：1700-1707, 2017.
2) Nobumoto E, et al：Effect of the new diagnostic criteria for gestational diabetes mellitus among Japanese women. Diabetol Int 6：226-231, 2015.
3) 福井トシ子, 他 編：助産師のための妊娠糖尿病ケア実践ガイド. 医歯薬出版, 2019.
4) Schwartz N, et al：The prevalence of gestational diabetes mellitus recurrence — effect of ethnicity and parity：a metaanalysis. Am J Obste Gynecol 213：310-317, 2015.
5) Bellamy L, et al：Type 2 diabetes mellitus after gestational diabetes：a systematic

review and meta-analysis. Lancet 373：1773-1779, 2009.
6）Kawasaki M, et al：Obesity and abnormal glucose tolerance in offspring of diabetic mothers：a systematic review and meta-analysis. PloS One 13：e0190676, 2018.

レベル新人

項目		内容
目的		GDM の病態生理と管理方法，必要となる看護ケアが理解できる.
目標		1. GDM のスクリーニング検査と診断基準が理解できる. 2. GDM の病態生理が理解できる. 3. GDM の管理方法に，自己血糖測定（SMBG）・食事療法・運動療法・薬物療法があることを理解できる. 4. 自己血糖測定（SMBG）やインスリン自己注射の手技を理解し，安全に実施できる. 5. 血糖値の基準値が理解できる. 6. 母乳育児が母子の 2 型糖尿病予防になることを理解できる. 7. GDM の産後のフォローアップ検査と継続的な糖代謝異常予防の必要性を理解できる.
学習方法	OJT	● GDM の基本的知識（病態生理・検査・治療/管理方法・産後のフォローアップ）や看護ケアについて事例を通して振り返りを行う. ● 自施設の多職種連携方法・GDM 管理方法のオリエンテーションを受ける. ● 自己血糖測定（SMBG）やインスリン自己注射に使う必要物品と管理方法のオリエンテーションと技術チェックを行う.
	自己学習	● GDM の基本的知識（病態生理・検査・治療/管理方法・産後のフォローアップ）や看護ケアについて自己学習を行う. ● 「産婦人科診療ガイドライン産科編 2020」に記載されている GDM 管理方法を確認する. ＜レベルⅠに向けた準備＞ ● 自施設で行われている GDM の診断と管理方法を確認する.
	受講を推奨する研修テーマなど	● 「妊娠と糖代謝異常について」「GDM の診断と管理方法」「GDM 支援にかかわる看護職の役割（基礎編）」「GDM の産後フォローアップ」の学習会

	レベルⅠ	

項目		内容
目的		GDM の妊産褥婦に対して基本的な看護介入を，指示・手順に従いながら実践できる.
目標		1. GDM の病態生理と GDM が引き起こす母体合併症とその機序が理解できる. 2. GDM の管理方法〔自己血糖測定（SMBG）・食事療法・運動療法・薬物療法〕の目的と必要性を理解し，助言を得ながら妊産褥婦に対して基本的な保健指導が行える. 3. GDM と診断された妊婦の心理の特徴を理解できる. 4. 分娩中の母体血糖コントロールの必要性と管理方法が理解できる. 5. 出生後の児の低血糖のリスクと低血糖症状を理解できる. 6. GDM 既往女性の母乳分泌の特徴を理解し，母乳育児推進のための支援方法が理解できる. 7. 多職種連携の必要性が理解できる.
学習方法	OJT	● 高血糖・低血糖のアセスメント方法と，血糖異常時の医師や，レベルⅡ以上の助産師への報告・連絡・相談方法について確認とシミュレーションを行う. ● 基本的な療養行動のための保健指導のシミュレーションを行う.
	自己学習	● レベルⅠの目標達成に向けた知識・技術を確認する. ＜レベルⅡに向けた準備＞ ● 妊産褥婦の個別性に合わせた血糖コントロールのためのセルフケア行動について自己学習を行う.
	受講を推奨する研修テーマなど	● 「GDM と母子合併症」「GDM 女性の体験（心理的変化とセルフケア行動の困難さ）」「GDM と母乳育児」の学習会 ● 妊産褥婦に対する自己血糖測定（SMBG）・食事療法・運動療法・薬物療法の保健指導のシミュレーション研修

レベルⅡ

項目		内容
目的		GDM の妊産褥婦に対して個別性に応じた看護介入が実践できる．助言を受けながら助産師外来などで妊娠期から継続的な支援を実践できる．
目標		1. 妊娠各期の高血糖が胎児に与える影響について理解し血糖コントロールの必要性が理解できる． 2. GDM の管理方法〔自己血糖測定（SMBG）・食事療法・運動療法・薬物療法〕の目的と必要性を理解し，助言を受けながら妊産褥婦の個別性に応じた保健指導が行える． 3. 分娩中の血糖コントロールの必要性を理解し，血糖値異常の判断と対処行動ができる． 4. 出生後の児の低血糖症状をアセスメントすることができる． 5. GDM と診断された妊婦の情緒的変化を理解し，アセスメントすることができる． 6. 妊産褥婦が肯定的にセルフケア行動を行うためのニーズを把握し，助言を受けながら必要な看護介入が行える． 7. 多職種連携の必要性を理解し自施設での連携方法・連携体制を把握できる． 8. GDM 既往女性における産後の母乳分泌の特徴を理解し，母乳育児推進のための支援方法が理解できる．
学習方法	OJT	• 妊産褥婦に対する「自己血糖測定（SMBG），インスリン自己注射初期導入時の説明」「食生活・運動習慣に関する情報収集とアセスメント」「分娩中の血糖コントロールと異常時の対応方法」「分娩直後の不必要な母子分離を引き起こさず，スムーズな母乳育児開始につなげられる支援」「産後のセルフケア行動継続のための保健指導」のシミュレーションを行い，評価・修正を行う．
	自己学習	• レベルⅡの目標達成に向けた知識・技術を確認する． ＜レベルⅢに向けた準備＞ • 妊娠各期の身体的特徴と心理的変化・GDM の受容過程について自己学習する． • 妊産褥婦の生活習慣・個別性に合わせた血糖コントロールの方法について学ぶ． • 妊娠・分娩・産褥・育児期の各期の血糖コントロールの意義と療養行動について知識を深める．
	受講を推奨する研修テーマなど	• 「GDM 女性の受容過程とセルフケア行動」「対象者の個別性・生活に応じた看護支援のあり方」の学習会 • 妊産褥婦の個別性に応じた自己血糖測定（SMBG）・食事療法・運動療法・薬物療法の保健指導のシミュレーション研修

	項目	内容
目的		自律して妊娠期から産後まで継続的に個別性に応じた支援が実践できる.
目標		1. GDM の管理方法〔自己血糖測定（SMBG）・食事療法・運動療法・薬物療法〕の目的と必要性を理解し, 妊産褥婦の生活週間に即した保健指導が行える. 2. 妊産褥婦が肯定的にセルフケア行動を行うためのニーズを明確化するために, 心理・社会的側面, 家族背景を考慮したアセスメントを行い, 自律して必要な看護介入を行える. 3. 分娩中の血糖コントロールの必要性を理解し, 血糖値異常の判断と対処行動ができる. 4. 出生後の児の低血糖症状をアセスメントし, 必要な対処行動をとれる. 5. 多職種連携の必要性を理解し自施設での連携方法・連携体制を把握し活用できる. 6. 母乳育児と糖代謝状態の改善・2 型糖尿病予防の関連を理解し, 妊産褥婦とともに産後の母乳育児について計画できる. 7. 将来の 2 型糖尿病発症のリスクを妊産褥婦に説明し, 定期的な検査の必要性と発症予防のための生活指導が行える.
学習方法	OJT	• GDM 妊婦への保健指導・産後のセルフケア行動継続のための保健指導に関してシミュレーションを行い, 評価・修正を行う.
	自己学習	• レベルⅢの目標達成に向けた知識・技術を確認する. • 院外で行われている GDM の研修や学会に積極的に参加し, 知識と技術を最新の情報にアップデートする. <レベルⅣに向けた準備> • GDM の多職種連携・継続支援に向けた支援システムのあり方について学習する. • 多職種連携のコーディネーターとしての助産師の役割について学習する. • GDM 妊婦の療養行動意思決定支援のためのカウンセリング技術・方法について学習する.
	受講を推奨する研修テーマなど	• 院外で行われる GDM の研修 • 「妊娠各期の心理的変化・受容過程」の学習会 • 2 型糖尿病予防を目指すセルフケア行動継続のための産後の保健指導

レベルⅢ

レベルⅣ

項目		内容
目的		多職種連携のコーディネーターとしてチームの調整や後輩育成を行いながら，妊娠期から産後まで継続的な支援を実践できる．
目標		1. GDM のハイリスク妊婦に対しては，妊娠初期から GDM 発症予防の看護介入が行える． 2. 妊産褥婦の妊娠期から育児期まで継続した支援を行える． 3. カウンセリング技術を向上させ，妊産褥婦の療養行動の意思決定支援が行える． 4. 妊産褥婦とその家族への GDM 支援に関する後輩指導・育成ができる． 5. GDM 妊婦の治療や支援に対する多職種連携方法・連携体制を把握し，コーディネーターとしてチーム内の調整を行うことができる． 6. 2 型糖尿病予防や早期発見のために GDM 妊婦が産後も継続的に検査や支援を受けられるよう，地域のかかりつけ医や社会資源への連携体制をマネジメントできる．
学習方法	OJT	• 妊産褥婦（妊娠期から育児期を含む）の療養行動意思決定支援と継続支援のためのカウンセリングや保健指導を行い，妊産褥婦からのフィードバックを受けながら技術を修正する． • 研修で身につけた多職種・他施設連携を促すコーディネーターとしての役割の実践・評価・修正を行う． • レベルⅢ以下の助産師の指導や振り返りをとおして後輩育成のための能力を身につける．
	自己学習	• レベルⅣの目標達成に向けた知識・技術を確認する． • 院外で行われている GDM の研修や学会に積極的に参加し，常に知識と技術を最新の情報にアップデートする． • GDM に関する経験や臨床研究などを学会などでアウトプットし，自施設を超えた研鑽に努める．
	受講を推奨する研修テーマなど	• 「GDM の多職種連携・継続支援に向けた支援システムのあり方と方法」「多職種連携のコーディネーターとしての助産師の役割」「GDM 妊婦の療養行動意思決定支援のためのカウンセリング技術と方法」に関する学習会 • GDM 妊婦に対する妊娠期から育児期まで長期的な継続支援について実際の症例を用いた事例検討会の企画 • 後輩育成のための指導者研修

HELLP 症候群に関する
助産実践能力向上のための教育計画

　HELLP 症候群は妊産婦に発症し，妊娠高血圧症候群（HDP：hypertensive disorders of pregnancy）と共通の病態を有しており，hemolysis（溶血），elevated liver enzyme（肝酵素上昇），low platelet（血小板減少）という 3 徴候を呈する症候群をいう．HELLP 症候群は，突然の心窩部痛，悪心・嘔吐，頭痛，全身倦怠感などを訴えることが多く，子癇発作を伴うこともある．全分娩の約 0.2～0.6% に発症し，多くは妊娠中期以降に発症，約 90% に HDP の合併を認めるが，合併していなくても発症することがある．高血圧症などの遺伝的素因がある妊婦，経産婦，多胎妊娠に多い．急性妊娠脂肪肝と類似している点が多く鑑別が必ずしも容易ではない．一般的には，血清 LD 値＞600 IU/L，AST＞70 IU/L，血小板＜10 万/μL の 3 つを認めた場合に HELLP 症候群と診断されることが多い．

　発症時の妊産婦死亡率は 0～24.2%，周産期死亡率は 5～37% と高率である．そのため適切な管理がなされないと予後不良な疾患である[1]．合併症として，子癇，播種性血管内凝固症候群（DIC：disseminated intravascular coagulation），常位胎盤早期剥離，腎不全，肺水腫を起こすことがある．胎児機能不全の頻度も高いため急速遂娩を要することが多い．助産師は新人であっても，HELLP 症候群に関する病態や対処方法について理解し，緊急時の対応がスムーズに行えるよう訓練しておく必要がある．

●「HELLP 症候群」の考え方

　助産師は，妊産婦の訴えや日々の変化に注意し，きめ細かな観察を行い，検査データ値を把握しておくことが必要である．状態の変化があった場合には速やかに医師に報告，早期診断とともに急速遂娩の準備をし，自施設での対応が難しい場合には高次医療機関（総合周産期母子医療センター，地域周産期母子医療センター）への搬送の準備も同時に行っていかなければならない．

　このように，症状の訴えを適切に判断し速やかに対応できるようにするためには，HELLP 症候群に関する病態や対処法について，すべての助産師が理解し行動することが必要である．

レベル新人：HELLP 症候群の病態と看護ケア・対応が理解できる．
レベル Ⅰ：HELLP 症候群の事例を用いて，緊急時の対応を経験する．
レベル Ⅱ：支援を受けながら，HELLP 症候群の妊産婦に対応することができる．
レベル Ⅲ：HELLP 症候群の徴候を早期に発見し，対処できる．
レベル Ⅳ：HELLP 症候群の事例において，スタッフに対して教育的なかかわりができる．

● 引用文献

1) 遠藤俊子 編：助産師基礎教育テキスト　ハイリスク妊産褥婦・新生児へのケア．p184，日本看護協会出版会．2017.

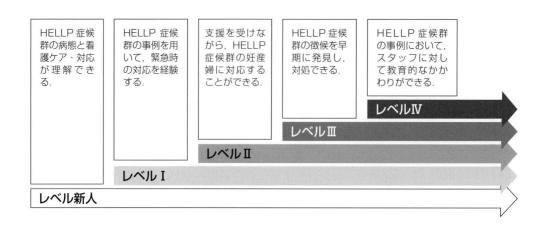

		レベル新人

項目		内容
目的		HELLP 症候群の病態と看護ケア・対応が理解できる.
目標		1. HELLP 症候群について基礎的な知識が理解できる. 2. HELLP 症候群について検査値のもつ意味がわかる. 3. 支援を受けながら HELLP 症候群の治療および診断上必要な観察を行い, 適切に報告することができる. 4. 緊急時の対応* を理解し実施できる. 5. 自施設の状況に合わせた対応** について理解している. 6. 支援を受け, 指示された緊急帝王切開に向けた準備ができる. 7. 実施した結果を, 指導を受けながら助産記録・急変時記録の手順に沿って正しく記録することができる.
学習方法	OJT	●緊急時に使う必要物品と管理について, 緊急検査・緊急輸血の院内の取り決めについてオリエンテーションを受ける. ●緊急帝王切開・急速遂娩についてオリエンテーションを受ける（場所・物品の取り扱い・実際の流れなど）. ●緊急時の母体搬送・受け入れに関する自施設の取り決めについてオリエンテーションを受ける. ●HELLP 症候群の基礎的知識（病態生理・検査・治療方針）やケアについて, 起こった事例を通して, 支援を受けながら振り返りをする. ●HDP の妊婦の観察と HELLP 症候群の発症および症状出現時と対応について, 起こった事例を通して, 支援を受けながら振り返りをする. ●ハイリスクの分娩期にある女性の心理, 家族へのケアを想像する.
	自己学習	●HELLP 症候群の基礎的知識（病態生理・検査・治療方針）やケアについて復習する. ●緊急時の必要物品とその整備, 緊急検査・緊急輸血の院内の取り決めについて確認する. ●自施設の緊急帝王切開・急速遂娩の取り決めについて確認しておく. ●NCPR*** について確認しておく（B コース未取得者は取得する）. <レベルⅠに向けた準備> ●HELLP 症候群に関する院内・院外研修, 勉強会に積極的に参加し, 基礎的知識を復習しておく. ●自施設の緊急対応についての取り決めについて確認しておく.
	受講を推奨する研修テーマなど	●「HDP の子癇発症予防」「HELLP 症候群」「常位胎盤早期剥離」の研修 ●「産婦人科診療ガイドライン産科編」に沿った対処の勉強会

＊人を呼ぶこと, 必要な物品をそろえておくこと
＊＊母体搬送・受け入れ側の対応, 緊急検査・緊急輸血, 産科危機的出血への対応
＊＊＊NCPR：新生児蘇生法

レベルⅠ

項目		内容
目的		HELLP 症候群の事例を用いて，緊急時の対応を経験する.
目標		1. HDP・HELLP 症候群の基礎的知識を理解して活用できる. 2. HDP・HELLP 症候群の病態生理および検査，起こりうるリスクについて理解できる（常位胎盤早期剝離・子癇発作など）. 3. HDP の妊産婦に対して，個別的な病態に合わせた観察ができる. 4. 緊急検査・緊急輸血について院内の取り決めを理解し，指示されたことを実施できる. 5. 指示を受けながら，緊急帝王切開・急速遂娩の準備から介助までを行うことができる. 6. 緊急時の母体搬送・受け入れについて院内の取り決めを理解し，支援のもと役割を担うことができる. 7. 急変時に指示を受けながら，一次・二次救命処置ができる（新生児蘇生の対応ができる）. 8. 急変時対応で実施したことについて，支援を受けながら正確に記録することができる.
学習方法	OJT	●指導のもと，HELLP 症候群に至った妊産婦の事例のまとめと振り返りを行う. ●緊急時の必要物品とその整備，緊急検査・緊急輸血について院内の取り決めを確認しシミュレーションに参加する. ●自施設の緊急帝王切開・急速遂娩の取り決めについて確認し，シミュレーションに参加する. ●NCPR について確認し，アルゴリズムに沿って実践できるようにシミュレーションに参加する. ●緊急時の母体搬送・受け入れについて院内の取り決めを確認し，シミュレーションに参加する.
	自己学習	●事例に沿った HELLP 症候群のフィジカルアセスメントについて復習する. ●HELLP 症候群の基礎的知識（病態生理・検査・治療方針）やケアについて復習する. ●急変時の対応（一次・二次救命処置など）について復習しておく. ●急変時記録の方法について自施設の取り決めを確認しておく. ＜レベルⅡに向けた準備＞ ●HDP の妊産婦の個別的な病態・検査データの判読について復習しておく. ●急変時対応について復習し，救急薬品・必要物品についてまとめる. ●自施設の緊急帝王切開・急速遂娩について確認し，実際の場面に遭遇した場合には自ら参加してみる. ●参加後は，リーダーとともに振り返りを行い，自己の課題を明確にする.
	受講を推奨する研修テーマなど	●HDP，HELLP 症候群，常位胎盤早期剝離のフィジカルアセスメントの研修 ●産科救急・急変時のケアについての研修 ●リーダーシップ研修

レベルⅡ

項目		内容
目的		支援を受けながら，HELLP 症候群の妊産婦に対応することができる．
目標		1. ハイリスクの判別および初期介入ができる． 2. HDP・HELLP 症候群・常位胎盤早期剥離・子癇発作の予防の知識を身につける． 3. HDP・HELLP 症候群に際して応用的知識を活用できる． 4. HDP・HELLP 症候群・常位胎盤早期剥離・子癇発作の予防に向けた対処ができる． 5. 緊急時に対応したことを正確に記録することができる． 6. 緊急時に対応したことについて振り返ることができる（チームメンバーとしての役割を振り返る）． 7. 妊産褥婦・家族の価値観を理解できる．
学習方法	OJT	● HELLP 症候群，常位胎盤早期剥離などの事例のまとめと振り返りを行う．
	自己学習	● 以下の対処について復習し，シミュレーションに参加する． 　・HELLP 症候群の対処：緊急手術 　・常位胎盤早期剥離への対応：緊急手術と緊急輸血 　・産科危機的出血への対応：緊急検査と緊急輸血，「産科危機的出血への対応指針」に掲載の危機的出血対応フローチャートに沿った多職種との協働 　・NCPR について ＜レベルⅢに向けた準備＞ ● 医療チームリーダーとして円滑なチームワークがとれるように，リーダーシップ研修・問題解決技法の研修に参加する． ● 緊急時について初期対応からその後の対応までを理解しておく． ● かかわった事例を先輩助産師の指導のもと，倫理的視点で振り返る．
	受講を推奨する研修テーマなど	● HELLP 症候群，常位胎盤早期剥離の知識と対処，フィジカルアセスメント，緊急時の対応などの研修企画 ● リーダーシップ・問題解決技法に関する研修

レベルⅢ

項目		内容
目的		HELLP 症候群の徴候を早期に発見し，対処できる．
目標		1. 緊急検査・緊急輸血・産科危機的出血の対応について院内での取り決めを理解し，指導的な役割を担うことができる． 2. 自施設における緊急時の対応（母体搬送・受け入れなど）について理解し，速やかに行うことができる． 3. コーディネーターとしての役割を理解し，リーダー役を実践するとともに，他のメンバーに役割分担・委譲することができる． 4. 緊急時の対応について振り返り*，評価することができる． 5. 後輩・学生のロールモデルとなっていたかについて振り返ることができる．
学習方法	OJT	●HDP の妊婦を受け持つ後輩への指導についてレポートにまとめる． ●HELLP 症候群と診断され，緊急の対処をした事例を後輩とともにまとめ，振り返り，評価していく（助産ケア・観察・判断など）． ●緊急時の対応についてシミュレーション教育（リーダー役）を行い，評価していく． ●緊急時の対応をした事例について，後輩とともに倫理的視点で振り返り，評価を行い，教育・指導に活用する． <レベルⅣに向けた準備> ●自身の行ったケアについて振り返り評価することで，問題を明確にし，問題解決に向け積極的に取り組む． ●ハイリスクへの移行を早期に発見するために今後取り組むべき課題について，事例をまとめて教育に活かしていく． ●関連職種とのスムーズな連携と協力が得られるように話し合い，関連部署との緊急時の対応について合同シミュレーションの企画・運営をしていく． ●緊急時の対応で問題となったことで，他部門と連携して解決が必要なときには，互いに問題点を共有し解決に向けて取り組めるように働きかけていく． ●業務改善に取り組むべきことがあった場合には，できるだけ速やかに改善に向け働きかけ，常に質の向上を目指し提言していく．
	自己学習	●NCPR について理解し，実践したことを評価する． ●「産婦人科診療ガイドライン産科編 2020」「産科医療補償制度 再発防止に関する報告書」などについて学ぶ． ●助産業務に関する法的根拠について学ぶ． ●NCPR・新生児への対応についてシミュレーションを行う． ●チームステップスについて学び，シミュレーションを行う．
	受講を推奨する研修テーマなど	●専門職として自律していくために，計画的に継続して院内外の研修への参加 ●「フィジカルアセスメント」「緊急時の対応」「医療安全と助産記録」に関する研修の企画，運営，評価 ●チームステップス・キラーシンプトムについての研修の企画，運営，評価

＊①妊産褥婦・新生児・家族のニーズに合っていたか，②安全かつ安心できる助産ケアの提供ができたか，③関連職種との連携がとれ，緊急時の対応が速やかに行えたか，④リーダーシップはとれていたか，⑤改善すべき課題はあるのか，など

		レベルⅣ
項目		**内容**
目的		HELLP 症候群の事例において，スタッフに対して教育的なかかわりができる.
目標		1. 創造的な助産実践ができる. 2. 診断に至る根拠を他の助産師や医療チームメンバーに説明できる. 3. 緊急事態にリーダーシップを発揮して対応できる. 4. CTG* による胎児心拍モニタリングの適応・正しい装着・ガイドラインに基づいた判読・結果報告・対応について指導できる. 5. 自己の判断でできること，できないことが区別できる.
学習方法	OJT	●HDP・HELLP 症候群・常位胎盤早期剥離・産科危機的出血時の対応，妊産褥婦・新生児の急変時の対応などを振り返り，後輩指導したことをレポートにまとめる. ●上記疾患に対する教育・研修企画・後輩指導を行う. ●救急カート，緊急検査，緊急輸血などの急変時の対応に関する院内での取り決めについて指導・教育する. ●院内の母体搬送・受け入れに関する取り決めについて指導・教育する.
	自己学習	●自身のキャリアプラン（実践・教育・管理）を計画する. ●計画を実行するための具体的な方法を考え，取り組む. ●研究的取り組みを行い，学術集会に参加する.
	受講を推奨する研修テーマなど	●助産師の専門性にかかわる研修への継続した参加 ●「後輩指導・助産師教育」「臨床推論」「意思決定支援」「助産師と倫理」に関する研修の企画，運営，評価 ●自身のキャリアプラン（実践・教育・管理）の計画に基づいた研修の企画，運営，評価 ●関連学術集会，研修会

＊ CTG：胎児心拍数陣痛図

薬物療法中に関する
助産実践能力向上のための教育計画

　「頭痛があるので痛み止めが欲しい」「妊娠に気づかず風邪薬を内服してしまったが，赤ちゃんは大丈夫か」「持病があるのだが，薬を飲み続けていいのだろうか」．このような質問や会話は，助産実践の場でよく耳にするのではないだろうか．また周産期においては，切迫流早産の治療をはじめ，甲状腺疾患や妊娠高血圧症候群，妊娠糖尿病，精神疾患などの合併症により，薬物療法を必要とする妊産褥婦がいる．

　処方された薬は，薬機法に基づく医薬品の添付文書の情報を確認し参照すべきだが，この記載内容に従えばほとんどの薬剤は妊娠中・授乳中の女性には使用することが難しくなる．薬物療法中の妊産褥婦のケアでは，胎児や乳児への影響を最小限にし，順調な発育のためにも母体疾患の良好なコントロールを第1優先とすべきときもある．そのような妊産褥婦とかかわる際には，医師や薬剤師と連携しながら，妊娠経過に応じてどのような副作用に留意すべきか，助産師はどのような観察を行い，日常生活上のアドバイスをしていくかを念頭に，助産実践能力を身につける必要がある．

●「薬物療法」の考え方

レベル新人：妊産褥婦への薬物療法の基本的知識が理解できる．
レベルⅠ：支援を受けながら，薬物療法中の妊産褥婦のケアを実践できる．
レベルⅡ：薬物療法中の妊産褥婦のケアを実践できる．
レベルⅢ：薬物療法が必要な妊産褥婦の個別性を考慮した支援ができる．
レベルⅣ：チーム医療の中で，薬物療法が必要な妊産褥婦の継続的な支援ができる．

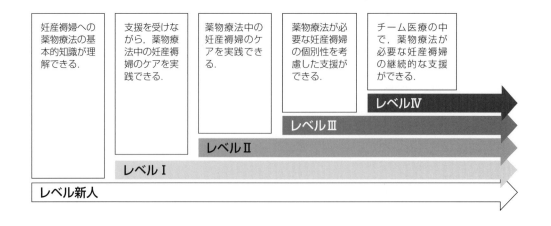

レベル新人

項目		内容
目的		妊産褥婦への薬物療法の基本的知識が理解できる.
目標		1. 妊娠による薬物動態と胎盤通過性を理解できる. 2. 妊娠期に応じた胎児（催奇形性/胎児毒性）・新生児（母乳中への薬物移行）への影響を理解できる. 3. 妊産褥婦への薬物投与に関するわが国の医薬品添付文書を理解できる.
学習方法	OJT	• 保健指導を体験，見学する. • 薬物療法を行った妊産褥婦の事例のまとめと振り返りを行う.
	自己学習	• 薬理学の基礎的知識を復習する. • 「産婦人科診療ガイドライン産科編 2020」を確認する. • 妊産褥婦への薬物投与に関する医薬品添付文書を確認する.
	受講を推奨する研修テーマなど	• 臨床薬理学に関する研修 • 妊娠期，分娩期，産褥期の診断とケアに関する研修 • 妊娠期，分娩期，産褥期のフィジカルアセスメント研修

レベル I

項目		内容
目的		支援を受けながら，薬物療法中の妊産褥婦のケアを実践できる.
目標		1. 妊娠期・授乳期に薬物療法を必要とする疾患（切迫流早産，妊娠糖尿病，妊娠高血圧症候群，甲状腺疾患，精神疾患やその他の合併症など）の基本的な病態と，使用される薬剤について理解できる. 2. 妊娠や授乳に禁忌となる薬剤を理解できる. 3. 医師や薬剤師など多職種と連携する必要性を理解し，その方法がわかる. 4. 支援を受けながら，病態に応じた内服目的・方法や副作用について理解し，安全に薬物投与が実施できる. 5. 支援を受けながら，薬物療法を受ける褥婦の授乳方法と必要なケア（搾乳や断乳，心理的ケア）を実践できる.
学習方法	OJT	• 保健指導を体験，見学する. • 薬物療法を行った妊産褥婦の事例のまとめと振り返りを行う.
	自己学習	• 「産婦人科診療ガイドライン産科編 2020」を確認する. • 『薬物治療コンサルテーション　妊娠と授乳　改訂 3 版』（南山堂）を確認する. • 疾患別に使用される薬物とその副作用について復習する.
	受講を推奨する研修テーマなど	• 薬剤管理に関する研修 • 「妊娠と糖尿病」「妊娠高血圧症候群」「周産期メンタルヘルス」などハイリスク妊娠に関する基本的な病態・治療・ケアに関する研修 • 乳房ケア，母乳育児支援に関する研修

レベルⅡ

項目		内容
目的		薬物療法中の妊産褥婦のケアを実践できる.
目標		1. 妊娠期・授乳期に使用される薬剤の副作用を理解し，観察と報告ができる. 2. 病態に応じた内服目的・方法や副作用について理解し，安全に薬物投与ができる. 3. 薬物療法を受ける褥婦の個々の状況に合わせた必要なケア（搾乳や断乳，心理的ケア）を実践できる. 4. 支援を受けて，医師や薬剤師など多職種と連携できる. 5. 薬物療法を受ける妊産褥婦が抱える不安や疑問，価値観を理解できる.
学習方法	OJT	● 保健指導を行う. ● 薬物療法を行った妊産褥婦の事例のまとめと振り返りを行う. ● 薬物療法を行う妊産褥婦の保健指導に関して，ロールプレイやグループワークを行う.
	自己学習	● 薬物療法を受ける妊産褥婦の心理的ケアについて学ぶ. ● 薬物療法を受ける褥婦の乳房ケアについて学ぶ. ● ハイリスク妊産婦へのケアについて復習し，妊娠期に応じた個別性を踏まえたかかわりについてまとめる. ● 薬物による副作用が生じた際のケアについて復習する.
	受講を推奨する研修テーマなど	● ハイリスク妊産褥婦への保健指導のシミュレーション研修 ● 乳房ケア・母乳育児支援に関する研修

レベルⅢ

項目		内容
目的		薬物療法が必要な妊産褥婦の個別性を考慮した支援ができる.
目標		1. 薬物療法へ移行する可能性がある妊産褥婦を早期に発見し，対処できる. 2. 薬物療法を継続することのメリット（疾患や産科的合併症のコントロール）と，継続することのデメリット（催奇形性・胎児毒性・重篤な副作用の出現など）を理解し，助産ケアを実践できる. 3. 薬物療法を受けることになった褥婦の授乳方法を理解し，授乳方法の選択について相談を受けることができる. 4. 薬物療法を受ける妊産褥婦やその家族の不安や疑問を受け止め，納得できるよう説明し，同意を得ることができる. 5. 薬物療法を受ける妊産褥婦の日常生活上の留意点について，自律して保健指導ができる. 6. 医師や薬剤師などの多職種と連携できる.
学習方法	OJT	● 薬物療法を必要とする妊産褥婦の管理とケアについて後輩に指導する. ● 薬物療法を行った妊産褥婦の事例のまとめと振り返りを行う.
	自己学習	● 薬物使用時に関する自施設の相談窓口や連携方法を学ぶ. ● 薬物療法を必要とする妊産褥婦へのカウンセリング技術と方法について学ぶ. ● 薬物使用基準と授乳方法の選択について学ぶ. ● 妊娠，出産をめぐる倫理的課題について学ぶ.
	受講を推奨する研修テーマなど	● 倫理的意思決定に関する研修 ● 心理的援助方法の研修

レベルⅣ	

項目		内容
目的		チーム医療の中で，薬物療法が必要な妊産褥婦の継続的な支援ができる．
目標		1. 薬物療法が必要な妊産褥婦のケアについて，医師や薬剤師など多職種と連携し調整できる． 2. 多職種と連携しながら，後輩とともに妊娠前・妊娠期から育児期まで継続的に支援することができる．
学習方法	OJT	• 助産師外来などの保健指導において，後輩への指導的かつ調整的な役割をとる． • 薬物療法を導入している妊産褥婦に対するチームケアについて後輩に指導する． • 薬物療法を行う妊産褥婦の事例検討において後輩への教育的なかかわりをもつ．
	自己学習	• 心理的援助や倫理的な意思決定支援へのスキルを高める． • 厚生労働省「健診・保健指導の研修ガイドライン」を確認する．
	受講を推奨する研修テーマなど	• ハイリスク妊娠（主要な疾患に関する病態と治療，ケア）に関する教育研修の企画 • 多職種連携の方法とあり方に関する研修

10 心理・社会的問題に関する 助産実践能力向上のための教育計画

　　心理・社会的問題は，母体の妊娠・分娩・産褥の経過や健康状態のみならず，胎児，新生児の健康にも影響し，さらには，愛着形成，虐待，育児にも関連する．

　　助産師は，妊産褥婦が正常な妊娠，分娩，産褥経過を過ごし，子育てを行っていけるよう支援することが重要である．そのためには，心理・社会的問題をもつ女性への支援のための助産実践能力が必要である．

　　多くの心理・社会的問題は，短時間に解決できるものではなく，継続的なかかわり，分娩施設と地域との連携も求められる．したがって，支援にあたっては，医師，保健師，ソーシャル・ワーカー，臨床心理士など多職種との連携が不可欠であり，多職種との協働，連携のための実践能力も求められる．

●「心理・社会的問題」の考え方

　　心理的リスク因子・問題としては，過度な心理的ストレスや不安，精神疾患，喪失体験（流産・死産，胎児や新生児の死亡など），妊娠の受容困難，被虐待歴などが例として挙げられる．

　　社会的リスク因子・問題としては，未婚，若年妊娠，予期せぬ妊娠，経済的困窮，支援者不足，ドメスティック・バイオレンス（DV），外国人，虐待既往，未受診妊婦などが例として挙げられる．

　　妊産褥婦の心理・社会的問題は多様であり，潜在化していることも少なくなく，見落とされていることもある．したがって，妊娠早期に一人ひとりの女性の背景や現在の状況に関する情報を収集し，支援の必要性についてアセスメントし，ケアを提供することが必要である．

　　心理・社会的な問題を抱える女性への支援では，多職種との連携が欠かせない．たとえば，妊娠中や産後にメンタルヘルスの不調が疑われた場合には，産科医，精神科医などとの連携の必要性が生じる．また，地域では子育て世代包括支援センターを中心に，妊娠期から子育て期までの継続したケアのための個別支援プランの策定が行われている．医療機関での妊産婦健康診査の際に，支援者の不足や産後の子育てに過度な不安を抱いているような場合には，子育て世代包括支援センターや，地域の保健師や助産師と連携をとり，産後の育児を見据え，協働して支援することが必要である．そのためには，継続的なケアに必要な情報を適切な時期に他機関や他職種に提供することが必要である．さらに，効果的な連携を行うための会議を開催したり，地域との連携会議に参画したりする．

　　精神疾患をもつ妊産褥婦のケアについては，「⑤妊産褥婦のメンタルヘルス支援に関する助産実践能力向上のための教育計画」（85 頁）を参照していただきたい．

レベル新人：支援を受けながら妊産褥婦の心理・社会的問題と特徴を理解し，

妊産褥婦に配慮したケアを提供できる.

レベル I：必要な情報を収集し，支援を受けながら心理・社会的問題の有無をアセスメントし，ケアを提供できる.

レベル II：先輩助産師とともに，心理・社会的問題をもつ妊産褥婦への個別的なケアを提供できる.

レベル III：心理・社会的問題を早期発見し，妊産褥婦の個別性を考慮したケアを自律して提供できる．多職種と協働，連携し，継続的支援を提供できる.

レベル IV：スタッフに対して，事例のまとめと振り返りをとおして，教育的な支援ができる．継続ケアについて，必要に応じて産科医，精神科医，臨床心理士，ソーシャル・ワーカー，保健師などに妊産褥婦の情報提供を行うとともに，助産師としての役割を明確化し，多職種との協働ができる．さらに，必要に応じて，多職種との連携会議の開催や参加など，日常的な連携体制の推進ができる.

支援を受けながら妊産褥婦の心理・社会的問題と特徴を理解し，妊産褥婦に配慮したケアを提供できる.	必要な情報を収集し，支援を受けながら心理・社会的問題の有無をアセスメントし，ケアを提供できる.	先輩助産師とともに，心理・社会的問題をもつ妊産褥婦への個別的なケアを提供できる.	心理・社会的問題を早期発見し，妊産褥婦の個別性を考慮したケアを自律して提供できる．多職種と協働，連携し，継続的支援を提供できる.	スタッフに対して，事例のまとめと振り返りをとおして，教育的な支援ができる．継続ケアについて，必要に応じて産科医，精神科医，臨床心理士，ソーシャル・ワーカー，保健師などに妊産褥婦の情報提供を行うとともに，助産師としての役割を明確化し，多職種との協働ができる．さらに，必要に応じて，多職種との連携会議の開催や参加など，日常的な連携体制の推進ができる.
				レベルIV
			レベルIII	
		レベルII		
	レベル I			
レベル新人				

レベル新人

項目		内容
目的		支援を受けながら妊産褥婦の心理・社会的問題と特徴を理解し，妊産褥婦に配慮したケアを提供できる．
目標		1. 妊産褥婦の心理的特徴と変化について理解できる． 2. 妊産褥婦の社会的リスク因子について理解できる． 3. 定められたフォームを用いて情報収集ができる． 4. 心理・社会的問題をもつ女性に配慮したかかわりができる．
学習方法	OJT	●定められたフォームを使用した問診，情報収集を行う． ●自身が経験した事例を通して，自己のコミュニケーションのあり方を振り返り，自己の課題を明確化する． ●心理・社会的問題をもつ妊産褥婦の事例のまとめと振り返りに参加する．
	自己学習	●妊娠分娩産褥期の心理・社会的特徴とリスク因子，その影響について学ぶ． ＜レベルⅠに向けた準備＞ ●自己の情報収集のスキルについて振り返りを行う． ●出産の振り返り（バースレビュー）について復習する．
	受講を推奨する研修テーマなど	●問診，情報収集に関する研修 ●基本的コミュニケーションスキル，カウンセリングスキル研修

レベルⅠ

項目		内容
目的		必要な情報を収集し，支援を受けながら心理・社会的問題の有無をアセスメントし，ケアを提供できる．
目標		1. 必要な情報を収集し，心理・社会的状況をアセスメントできる． 2. 妊産褥婦の心理・社会的問題が女性とその子どもに及ぼす影響を理解できる． 3. 妊娠・分娩・産褥期における喪失体験を経験した女性の心理を理解できる． 4. 心理・社会的リスクをもつ妊産褥婦への支援について理解できる．
学習方法	OJT	●定められたフォームでは不足している心理・社会的追加情報を収集する． ●心理・社会的問題をもつ女性へのケア計画に沿ってケアを実践する． ●心理・社会的問題をもつ妊産褥婦の事例のまとめと振り返りに参加する． ●喪失を経験した妊産褥婦の助産計画に沿ってケアを実践する． ●喪失を経験した事例のまとめと振り返りに参加する．
	自己学習	●周産期における喪失体験と，女性の心理過程について学ぶ． ●妊産褥婦の心理・社会的リスク因子とその影響について復習する． ●自身が行った情報収集について，不足していた情報が何かについて理解する． ＜レベルⅡに向けた準備＞ ●心理・社会的問題をもつ女性への助産計画について事例をまとめる． ●喪失を経験した女性への寄り添い方について考察する．
	受講を推奨する研修テーマなど	●周産期の喪失体験に関する研修 ●出産の振り返り（バースレビュー）研修

レベルⅡ

項目		内容
目的		先輩助産師とともに，心理・社会的問題をもつ妊産褥婦への個別的なケアを提供できる．
目標		1. 先輩とともに，若年妊娠，予期せぬ妊娠，支援者不足など社会的リスクをもつ女性へのケアを提供できる． 2. 心理的問題（過度な不安や心配，うつ傾向，喪失体験など）をもつ妊産褥婦の支援について理解できる． 3. 周産期におけるグリーフケアについて理解できる．
学習方法	OJT	● 先輩とともに，心理・社会的リスクをもつ妊産褥婦への相談支援を行う． ● 心理・社会的リスク，問題をもつ事例のまとめと振り返りを行う． ● グリーフケアが必要であった事例のまとめと振り返りを行う．
	自己学習	● 心理，社会的問題とその相談支援について学ぶ． ● 周産期における悲嘆とその反応について学ぶ． ＜レベルⅢに向けた準備＞ ● 心理・社会的問題をもつ妊産褥婦への支援についての事例をまとめる．
	受講を推奨する研修テーマなど	● 周産期のグリーフケアに関する研修 ● カウンセリングスキル研修

		レベルⅢ
項目		**内容**
目的		心理・社会的問題を早期発見し，妊産褥婦の個別性を考慮したケアを自律して提供できる．多職種と協働，連携し，継続的支援を提供できる．
目標		1. 心理・社会的問題を早期に発見するための情報収集ができる． 2. 精神疾患（統合失調症・非定型精神病・気分障害・うつ病・双極性障害・パニック障害・適応障害・摂食障害・パーソナリティ障害・境界性パーソナリティ障害など）についての基本的知識をもち，妊産褥婦の特徴を理解し，支援できる． 3. 未婚，若年妊娠，予期せぬ妊娠，ドメスティック・バイオレンス，経済的困窮など，社会的リスク因子・問題をもつ妊産褥婦への支援ができる． 4. 心理・社会的問題をもつプライマリーケースを担当し，ケアを提供できる． 5. 支援にあたって多職種との協働，連携が実践できる．
学習方法	OJT	●助産師外来などにおいて妊産褥婦を対象とした相談，保健指導を行う． ●プライマリーケースを受け持ち，継続的支援を行う． ●多職種，地域への情報提供を行う（サマリーの作成）． ●心理・社会的問題をもつ事例のまとめと振り返りを行う． ●院内での事例検討会を企画し，検討会を通じて，課題やより効果的なケアについて検討，提示することができる．
	自己学習	●精神疾患に関する基本的知識を学ぶ． ●社会的ハイリスク妊産婦（特定妊婦）の基本的知識について復習する． ＜レベルⅣに向けた準備＞ ●地域で活用可能な社会資源について確認する． ●実践されている多職種連携について検討する．
	受講を推奨する研修テーマなど	●社会的ハイリスク妊産婦（特定妊婦）への支援研修 ●周産期のメンタルヘルス研修 ●ドメスティック・バイオレンスに関する研修 ●多職種連携に関する研修 ●院内での事例検討会

		レベルIV

項目		内容
目的		スタッフに対して，事例のまとめと振り返りをとおして，教育的な支援ができる．継続ケアについて，必要に応じて産科医，精神科医，臨床心理士，ソーシャル・ワーカー，保健師などに妊産褥婦の情報提供を行うとともに，助産師としての役割を明確化し，多職種との協働ができる．さらに，必要に応じて，多職種との連携会議の開催や参加など，日常的な連携体制の推進ができる．
目標		1. 心理・社会的問題をもつ事例のまとめ振り返りの中で，スタッフに対して教育，指導的な役割が果たせる． 2. 後輩とともにプライマリーケースを担当し，継続的支援を行い，後輩助産師への助言ができる． 3. 多職種や地域との協働・連携を主体的に進めることができる．
学習方法	OJT	● 心理・社会的問題をもつ事例のまとめ・振り返りで，助言・指導を行う． ● レベル新人〜IIIまでの後輩の情報収集やアセスメントに対して，助言・指導を行う． ● 後輩助産師が作成したサマリー，他機関への情報提供などについて助言・指導を行う． ● 心理・社会的リスクのある妊産褥婦に関する情報提供を，連携・協働が必要な多職種へ適切な時期に行える． ● 必要に応じて，医師や地域の保健師，助産師との連携会議を開催することができる． ● 子育て世代包括支援センターとの定期的な連携会議の開催や情報交換の場を主体的にもつことができる．
	自己学習	● 周産期のメンタルヘルスについて復習する． ● 多職種協働，連携に関する自己の振り返りを行う． ● 活用可能な社会資源について情報収集を行う． ● 学術集会への参加，学術誌や関連書籍を読むなど，心理・社会的問題についての最新の動向や情報を得る．
	受講を推奨する研修テーマなど	● 多職種連携に関する研修 ● 地域における医療，保健，福祉に関する研修 ● 他機関・多職種を交えた事例検討会

11 妊産婦への生活の調整支援（食生活）に関する助産実践能力向上のための教育計画

　日常生活は，国や民族の背景によって差異はあるが，幼い頃から所属する集団の中で模倣やしつけによって習慣化していく．いずれも他人が代わって行うことのできない個体レベルの営みである．助産師は，妊産婦の日常生活行動を診断し，必要時には健康生活調整支援を行う．健康生活調整支援をするには，日常生活に関するアセスメントと援助の知識が必要である．中でも妊娠中の食生活は，周産期合併症や胎児の発育，将来の子どもの健康にも影響することから特に重要である．妊婦は，「赤ちゃんのために何を食べるとよいのか」と思うなど食生活改善にモチベーションが高いため，妊娠中は食生活を見直すよい機会となり，好ましい行動変容を起こしやすい時期である．また，母親は家庭の食生活に対する影響力が高く，子どもの健康を担うため日々の食事内容や食事環境を整えていく時期ともいえる．

　食生活調整の支援には個別指導と集団指導の使い分けをし，動機づけ理論や健康行動理論を活用してアプローチするとよい．同じ事例でも情報収集や支援方法によって展開が異なる．

●「妊産婦への生活の調整支援（食生活）」の考え方

レベル新人：妊産婦の食生活支援に必要な基本的知識が理解できる．助言を受けながら妊娠期の食生活行動診断に必要な情報を収集し，アセスメントできる．支援を受けながら，ローリスク妊婦の個別指導が実施できる．

レ ベ ル Ⅰ：妊娠期の食生活行動診断に必要な情報を収集し，アセスメントできる．支援を受けながら，ローリスク妊婦の個別指導や小集団の保健指導が実施できる．

レ ベ ル Ⅱ：妊娠期の食生活行動診断に必要な情報を収集・アセスメントし，個別的な支援を実践できる．ローリスク妊婦の個別指導や小集団の保健指導が実施できる．支援を受けながら，ハイリスク妊婦の個別指導が実施できる．

レ ベ ル Ⅲ：理論的な根拠に基づいて情報を収集・アセスメントし，個別的な支援を実践し，あらゆる妊産婦への保健指導を実施できる．

レ ベ ル Ⅳ：妊産婦の個別性や心理・社会的側面，家族背景など全体をとらえ，必要な情報を収集し，分析し，創造的な支援を実践する．指導的役割を担う．

妈产妇の食生活支援に必要な基本的知識が理解できる。助言を受けながら妊娠期の食生活行動診断に必要な情報を収集し，アセスメントできる。支援を受けながら，ローリスク妊婦の個別指導が実施できる。	妊娠期の食生活行動診断に必要な情報を収集し，アセスメントできる。支援を受けながら，ローリスク妊婦の個別指導や小集団の保健指導が実施できる。	妊娠期の食生活行動診断に必要な情報を収集・アセスメントし，個別的な支援を実践できる。ローリスク妊婦の個別指導や小集団の保健指導が実施できる。支援を受けながら，ハイリスク妊婦の個別指導が実施できる。	理論的な根拠に基づいて情報を収集・アセスメントし，個別的な支援を実践し，あらゆる妊産婦への保健指導を実施できる。	妊産婦の個別性や心理・社会的側面，家族背景など全体をとらえ，必要な情報を収集し，分析し，創造的な支援を実践する。指導的役割を担う。

レベルⅣ

レベルⅢ

レベルⅡ

レベルⅠ

レベル新人

レベル新人	
項目	**内容**
目的	妊産婦の食生活支援に必要な基本的知識が理解できる。助言を受けながら妊娠期の食生活行動診断に必要な情報を収集し，アセスメントできる。支援を受けながら，ローリスク妊婦の個別指導が実施できる。
目標	1. 外来診療録や母子健康手帳から食生活行動を診断するためのポイントがわかる。 2. 妊婦との面接から補足情報を収集・アセスメントし支援内容が理解できる。 3. 支援を受けながら，ローリスク妊婦の個別指導を実施できる。 4. 傾聴・共感的な態度とコミュニケーション技法について理解できる。

学習方法	OJT	●保健指導を見学し，見学した事例をまとめ，振り返りを行う。 ●ローリスク妊婦の個別指導を実施する。
	自己学習	●栄養に関する基礎知識を復習する。
	受講を推奨する研修テーマなど	●妊娠と食生活に関する研修 ・妊娠中に必要な主な栄養素とその影響について ・注意すべき感染症，有害物質について ・注意すべき嗜好品（カフェイン，アルコール，たばこ）について ・妊婦の体重管理（至適体重増加，低栄養，肥満など）について ・妊娠期のマイナートラブルについて ・DOHaD（developmental origins of health and disease）説について ・「妊産婦のための食生活指針」について ●ペーパーペイシェントによる事例展開 ●ローリスク妊婦への保健指導のロールプレイ ●コミュニケーションスキルの基本に関する研修

レベルⅠ

項目		内容
目的		妊娠期の食生活行動診断に必要な情報を収集し，アセスメントできる．支援を受けながら，ローリスク妊婦の個別指導や小集団の保健指導が実施できる．
目標		1. 情報を統合的に収集し，ローリスク妊婦に対して基本的な保健指導ができる． 2. 母親学級などの集団指導を実施できる． 3. 行動変容を促すための方法が理解できる．
学習方法	OJT	● ローリスク妊婦の個別指導や母親学級を実施し，振り返りを行う．
	自己学習	● 日常の食事づくりに役立つ実際的な献立や調理について学習する． ● 栄養バランスのよい献立について学習する． ● 食育基本法を学習する． ● 母親学級の指導計画書を作成する．
	受講を推奨する研修テーマなど	● ローリスク妊婦の保健指導および母親学級のロールプレイ ● 授乳婦の栄養に関する研修 ● コミュニケーション技法に関する研修 ● 健康行動理論に関する研修

レベルⅡ

項目		内容
目的		妊娠期の食生活行動診断に必要な情報を収集・アセスメントし，個別的な支援を実践できる．ローリスク妊婦の個別指導や小集団の保健指導が実施できる．支援を受けながら，ハイリスク妊婦の個別指導が実施できる．
目標		1. 情報を統合的に収集し，ローリスク妊婦の行動変容を促す保健指導ができる． 2. 母親学級などの参加型学級運営を実践する． 3. 支援を受けながら，ハイリスク妊婦の個別指導が実施できる．
学習方法	OJT	● ローリスク妊婦の個別指導や母親学級を実施し，振り返りを行う． ● 支援を受けながら，ハイリスク妊婦の個別指導を実施し，振り返りを行う．
	自己学習	● 現代社会の食生活の現状（「国民健康・栄養調査報告」，「健康日本21」など）を学習する． ● 母親学級の指導計画書を作成する． ● 成人学習* のプロセスについて学習する．
	受講を推奨する研修テーマなど	● 健康行動理論に関する研修 ● ハイリスク妊婦の保健指導のロールプレイ

＊成人学習：一般に学校での教育を終えた社会人への教育において，キャリアアップやライフワークの一環として，学習者本人が主体となって行う学習のこと

レベルⅢ

項目		内容
目的		理論的な根拠に基づいて情報を収集・アセスメントし，個別的な支援を実践し，あらゆる妊産婦への保健指導を実施できる．
目標		1. どのステージの妊婦においても，「成人学習のプロセス」を応用した保健指導ができる． 2. 10代の若年妊婦，経済的困窮にある妊婦，シングルマザー，外国人妊婦など背景が複雑なハイリスクケースの保健指導ができる． 3. 後輩指導ができる．
学習方法	OJT	• 保健指導や母親学級を経験し，振り返りを行う． • ローリスク妊婦を対象にした事例シナリオを作成する．
	自己学習	• 10代の若年妊婦，経済的困窮にある妊婦，シングルマザー，外国人妊婦などの特徴について復習する．
	受講を推奨する研修テーマなど	• レベル新人〜レベルⅡ対象の保健指導のロールプレイの企画・運営 • 妊娠から授乳期における栄養に関する研修（必須研修）

レベルⅣ

項目		内容
目的		妊産婦の個別性や心理・社会的側面，家族背景など全体をとらえ，必要な情報を収集し，分析し，創造的な支援を実践する．指導的な役割を担う．
目標		1. すべての妊婦に対してさまざまな側面を考慮し保健指導ができる． 2. 指導的な役割がとれる．
学習方法	OJT	• ハイリスク妊婦を対象にした事例シナリオを作成する． • 保健指導や母親学級を実践し，振り返りを行う．
	自己学習	• 栄養に関する指針など＊を学習する．
	受講を推奨する研修テーマなど	• 助産師役でデモンストレーションし，保健指導の実際の解説 • 妊産婦の栄養に関する勉強会の企画・運営

＊厚生労働省「栄養・食育対策」の「国民健康栄養調査」「日本人の食事摂取基準」「東京栄養サミット2020関係」や，国立健康栄養研究所など

急変時（産科出血）への対応に関する 助産実践能力向上のための教育計画

分娩にかかわる助産師にとって妊産婦の急変はできれば遭遇したくないことである．しかし，正常な経過をたどっていても，突然，容体が悪化し，瞬く間にショック状態に陥り，母子が生命の危機にさらされるといったことは，一定の確率で起こる．したがって助産師は，いつ起こるかわからない妊産婦の急変に対応できる能力を必ず身につけておく必要がある．

●「急変時（産科出血）への対応」の考え方

レベル新人やレベル I では，まず最低限の基本的な対応ができるような実践能力を習得する．以後は，職場内で定期的にシミュレーション教育を受ける．

産科出血の研修をはじめとした妊産婦の急変時対応シミュレーション研修などは，何度参加しても常に新しい学びがあるため，繰り返し参加していただきたい．J-CIMELS（日本母体救命システム普及協議会）の母体救命公認講習会ではさまざまな想定での急変場面の対応を実際に演習するため，実際の急変時に冷静に対応する実践能力を身につけることができる．

レベルごとに記載した自己学習の資料も繰り返し何回も目を通し，知識の定着に努めていただきたい．

レベル新人：急変を判断し，人を呼ぶことができる．
レ ベ ル I：助言を受けながら，急変時に必要な対応が実践できる．
レ ベ ル II：急変時に必要な対応が理解でき，実践できる．
レ ベ ル III：急変時に的確なアセスメントができ，ケアを実践できる．
レ ベ ル IV：急変時にリーダーシップを発揮し，指導的役割を担える．

● 参考文献

1) 日本産科婦人科学会，他：産科危機的出血への対応指針 2017．2017．
2) 日本母体救命システム普及協議会，他 編：母体急変時の初期対応，第3版．メディカ出版，2020．
3) 産科医療補償制度：産科医療補償制度 再発防止に関する報告書・提言．
www.sanka-hp.jcqhc.or.jp/documents/prevention/index.html
4) 荻田和秀，他 編：周産期初期診療アルゴリズム．メディカ出版，2017．
5) 妊産婦死亡症例検討評価委員会，他：母体安全への提言 2018．2019．

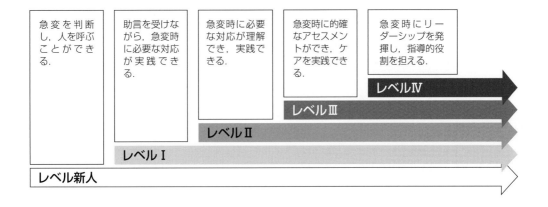

| 急変を判断し，人を呼ぶことができる. | 助言を受けながら，急変時に必要な対応が実践できる. | 急変時に必要な対応が理解でき，実践できる. | 急変時に的確なアセスメントができ，ケアを実践できる. | 急変時にリーダーシップを発揮し，指導的役割を担える. |

<table>
</table>

レベル新人

項目		内容
目的		急変を判断し，人を呼ぶことができる.
目標		1. 急変を判断でき，人に報告できる.
学習方法	OJT	● 妊産婦の急変事例の発表の研修会を行う.
	自己学習	● 一般的な救急対応の基本を復習する. ● 妊産婦の急変についてまとめる. ● 産科出血の種類や機序などの基礎的知識をまとめる.
	受講を推奨する研修テーマなど	● 産科出血に関する研修 ● 新生児蘇生法（NCPR）B コース*

＊新生児に関する急変対応知識に必要なため
　NCPR　B コース：https://www.ncpr.jp/U_001_2.html

レベルⅠ

項目		内容
目的		助言を受けながら，急変時に必要な対応が実践できる.
目標		1. 急変の原因を予測できる. 2. 急変時に必要な物品を知り，準備できる.
学習方法	OJT	● 妊産婦の急変事例の発表を行う. ● 急変時のシミュレーションの研修に参加する.
	自己学習	● 妊産婦の急変の原因（機序）についてまとめる. ● 「産科危機的出血への対応指針」を学習する.
	受講を推奨する研修テーマなど	● 日本母体救命システム普及協議会（J-CIMELS）* ベーシックコース ● 新生児蘇生法（NCPR）A コース**

＊ J-CIMELS：https://www.j-cimels.jp/theme49.html
＊＊新生児に関する急変対応知識に必要なため

レベルⅡ

項目		内容
目的		急変時に必要な対応が理解でき，実践できる．
目標		1. 急変の原因を予測でき，それに対応したケアを実践できる．
学習方法	OJT	● 妊産婦の急変事例の発表の研修会を行う． ● 急変時のシミュレーションの研修に複数回参加し，振り返る．
	自己学習	● 『母体急変時の初期対応 第 3 版』（メディカ出版）を読み，各急変時のポイントを理解する． ● 「産科医療補償制度 再発防止に関する報告書」を読み，急変事例の知識を得る．
	受講を推奨する研修テーマなど	● 日本母体救命システム普及協議会（J-CIMELS）ベーシックコース ● ALSO プロバイダーコース＊

＊ ALSO プロバイダーコース：http://www.oppic.net/item.php?pn=provider.php

レベルⅢ

項目		内容
目的		急変時に的確なアセスメントができ，ケアを実践できる．
目標		1. 急変時のアセスメントにより，急変の悪化を防ぐことができる． 2. チームの一員として急変時の対応ができる． 3. 急変時のシミュレーションの研修を企画する．
学習方法	OJT	● 妊産婦の急変事例の発表の研修会を行う． ● 急変時のシミュレーションの研修を企画する．
	自己学習	● 『周産期初期診療アルゴリズム』（メディカ出版）を読み，各急変時のポイントを理解する． ● 「母体安全への提言 2018」を読み，過去の提言も含め，理解する．
	受講を推奨する研修テーマなど	● 日本母体救命システム普及協議会（J-CIMELS）アドバンスコース ● 「防ぎ得た周産期の死亡」撲滅を目指す周産期医療者の会（ピーシーキューブ：PC^3）＊ 公式コース

＊ PC^3：https://pc-3.jp/

レベルⅣ

項目		内容
目的		急変時にリーダーシップを発揮し，指導的役割を担える．
目標		1. チームのリーダーとして急変時の対応ができる． 2. 常に妊産婦の急変に関する最新の情報を習得し，皆を指導する．
学習方法	OJT	● 急変時のシミュレーションの研修を定期的に企画し，指導する
	自己学習	● 「産科医療補償制度 再発防止に関する報告書」を読む． ● 「母体安全への提言 2018」などの最新版を読む（随時，事例に基づいて更新される）．
	受講を推奨する研修テーマなど	● 日本母体救命システム普及協議会（J-CIMELS）アドバンス・インストラクターコース

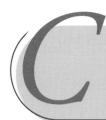

専門的自律能力育成のための教育プログラム

教育・指導に関する助産実践能力向上のための教育計画

　助産師の声明では，自ら研鑽し助産師としての資質を高めることや，後輩助産師の育成に努めることなど，専門職としての自律を保つための役割・責務が示されている．

　助産実践能力習熟段階（クリニカルラダー）® における〈専門的自律能力〉〈教育〉は，他者に働きかける実践力《教育・指導》と，自己に働きかける実践力《自己開発》に区分されている．

　《教育・指導》は，ケアの対象である妊産褥婦への教育・指導と，同僚である助産師への教育・指導という側面がある．ここでは，《教育・指導》の中でも，同僚・後輩助産師への教育・指導を中心に解説する．

　同僚・後輩助産師および助産・看護学生への教育・指導においては，教育・指導者として中心的な役割を担うとともに，その育成にかかわれるようになることを目指す．

●「教育・指導」の考え方
レベル新人：支援を受けながら，自己のレベルの目標に沿って学習を進めることができる．

レベルⅠ：自己のレベルの目標に沿って学習を進めることができ，自部署の助産師教育・指導にかかわることができる．

レベルⅡ：主体的に目的をもって自己学習を継続するとともに，教育評価の方法や意義を理解したうえで，助産師の育成にかかわることができる．

レベルⅢ：主体的に目的をもって自己学習を継続するとともに，成人学習* の基本を理解したうえで，助産師の育成において中心的な役割を担うことができる．

レベルⅣ：自己のキャリアや専門性に沿った自己学習を継続するとともに，他部門・他職種と連携しながら，目標をもって助産師の育成計画において中心的な役割を担うことができる．

---

*一般に学校での教育を終えた社会人への教育において，キャリアアップやライフワークの一環として，学習者本人が主体となって行う学習のこと

● 参考文献

1）加藤尚美 監：助産業務指針．p18，日本助産師会出版，2010.

支援を受けながら，自己のレベルの目標に沿って学習を進めることができる．	自己のレベルの目標に沿って学習を進めることができ，自部署の助産師教育・指導にかかわることができる．	主体的に目的をもって自己学習を継続するとともに，教育評価の方法や意義を理解したうえで，助産師の育成にかかわることができる．	主体的に目的をもって自己学習を継続するとともに，成人学習の基本を理解したうえで，助産師の育成において中心的な役割を担うことができる．	自己のキャリアや専門性に沿った自己学習を継続するとともに，他部門・他職種と連携しながら，目標をもって助産師の育成計画において中心的な役割を担うことができる．

レベルⅣ

レベルⅢ

レベルⅡ

レベルⅠ

レベル新人

レベル新人

項目		内容
目的		支援を受けながら，自己のレベルの目標に沿って学習を進めることができる．
目標		1. 継続教育プログラムの意義を理解できる． 2. 支援を受けながら，自己のレベルに合った院内・院外の研修や勉強会に積極的に参加できる．
学習方法	OJT	●自施設・自部署における助産師教育体制を理解し，個人の学習進度に合わせて適切な研修を受講する． ●学生実習の受け入れや実習担当のスタッフの役割，専門職として後輩育成の責務があることを理解する．
	自己学習	●助産実践能力習熟段階（クリニカルラダー）®の基礎的な理解およびそれに基づいた教育プログラムの内容を理解する． ●ポートフォリオを活用し，自己の関心や必要性に合わせて学習すべき内容を考える．
	受講を推奨する研修テーマなど	●自施設の理念や教育方針，キャリア開発の視点に関する研修 ●自施設における助産実践能力習熟段階（クリニカルラダー）®の基礎的な理解およびそれに基づいた教育プロラムに関する研修 ●主体的な自己学習の重要性に関する研修 ●その他，学生実習の受け入れ体制などに関する研修 ※〈専門的自律能力〉《自己開発》における内容と重複する部分は同時に実施可能． ※面接では，どのような助産師を目指しているか，教育に関するニーズや関心などを共有して，個々のニーズを踏まえ，それぞれのレベルに合った院内・院外の研修や勉強会への参加計画を立案する．

レベル I

項目		内容
目的		自己のレベルの目標に沿って学習を進めることができ，自部署の助産師教育・指導にかかわることができる．
目標		1. 継続教育プログラムに自主的に参加できる． 2. 自己のレベルに合った院内・院外の研修や勉強会に積極的に参加できる． 3. 教育・指導についての基本的事項を理解できる．
学習方法	OJT	● 教育・指導を経験したあとに，講義で学んだことを関連づけて指導場面における評価のあり方について振り返る． ● 教育・指導の原則に則った適切なかかわりについて，実践できていた点を明確にし，できていなかったところから自己の課題とその解決のための行動を具体化していく．
	自己学習	● 助産実践能力習熟段階（クリニカルラダー）® の基礎的な理解およびそれに基づいた教育プログラムの内容を理解する． ● ポートフォリオを活用し，自己の関心や必要性に合わせて学習すべき内容を考える． ● OJT における自己の経験の振り返りで得た内容を確認する．
	受講を推奨する研修テーマなど	● 講義：教育や指導の定義や実践における重要性について ※同僚・後輩へのかかわりなど具体的な例（たとえば後輩からケアや技術について何か聞かれた場面など）を示しながら説明する． ● 演習：場面を設定して実際にロールプレイなどを行い，互いのかかわりを振り返る

レベル II

項目		内容
目的		主体的に目的をもって自己学習を継続するとともに，教育評価の方法や意義を理解したうえで，助産師の育成にかかわることができる．
目標		1. 継続教育プログラムや院内・院外研修に目的をもって自主的に参加できる． 2. 自施設における教育指導に参加できる（新人や後輩・学生への指導）． 3. 教育における評価が理解できる．
学習方法	OJT	● 教育・指導を経験したあとに．講義で学んだことを関連づけて指導場面における評価のあり方について振り返る． ● 教育・指導の原則に則った適切なかかわりについて，実践できていた点を明確にし，できていなかったところから自己の課題とその解決のための行動を具体化していく．
	自己学習	● 助産実践能力習熟段階（クリニカルラダー）® の基礎的な理解およびそれに基づいた教育プログラムの内容を理解する． ● ポートフォリオを活用し，自己の関心や必要性に合わせて学習すべき内容を考える． ● OJT における自己の経験の振り返りで得た内容を確認する．
	受講を推奨する研修テーマなど	● 講義：ポートフォリオを含む教育評価について 　　　　臨地実習指導者の役割について ● 演習：自分が経験した事例をもとに，評価を中心に参加者間で振り返る． ※学習者の実践経験が豊かになり，また学習者としても成熟する．より効果的に，学んだことを身につけ行動に結びつけていくには，経験を重視し自ら主体的に考え，学べる方法をとるとよい． ※臨地実習指導者対象の外部研修などを活用するとよい．

	レベルⅢ	

項目		内容
目的		主体的に目的をもって自己学習を継続するとともに，成人学習の基本を理解したうえで，助産師の育成において中心的な役割を担うことができる．
目標		1. 継続教育プログラムや院内・院外研修に目的をもって自主的に参加できる． 2. 後輩・学生の指導において中心的役割を担うことができる． 3. 病棟内の学習会で中心的役割を担うことができる． 4. 施設内の教育（後輩や学生）について企画運営に参画できる． 5. 成人学習のプロセスについて基本的事項を理解できる．
学習方法	OJT	●教育・指導を経験したあとに講義で学んだことを関連づけて指導場面における評価のあり方について振り返る． ●成人学習の理論に則った適切なかかわりについて，実践できていた点を明確にし，できていなかったところから自己の課題とその解決のための行動を具体化していく．
	自己学習	●助産実践能力習熟段階（クリニカルラダー）® の基礎的な理解およびそれに基づいた教育プログラムの内容を理解する． ●ポートフォリオを活用し，自己の関心や必要性に合わせて学習すべき内容を考える． ●OJT における自己の経験の振り返りで得た内容を確認する．
	受講を推奨する研修テーマなど	●講義：成人学習について（対象や意義・目的，方法など） ●演習：具体的な事例（たとえば新人教育など）を用いて，成人の学習者としてどのように支援すればよいか考える

	レベルⅣ

項目		内容
目的		自己のキャリアや専門性に沿った自己学習を継続するとともに，他部門・他職種と連携しながら，目標をもって助産師の育成計画において中心的な役割を担うことができる．
目標		1. 自己のキャリアや専門性を踏まえ，計画的に院内・院外の継続教育プログラム・研修に参画できる． 2. 施設内の教育（後輩や学生）について，企画運営も含めて中心的な役割を担うことができる． 3. 施設内の教育について，他部門との連携も考慮して企画運営できる． 4. 病棟内の目標を達成するために，後輩が具体的に行動できるよう支援できる． 5. 教育に関する知識を活かして，後輩が能力を活かせるよう支援できる．
学習方法	OJT	● 教育・研修へ参画する． ・レベル新人〜レベルⅢにおける教育・学習経験をもとに，管理職らの支援を受け，施設・病棟内教育の企画・運営に参加する． ● 指導的役割を実践する． ・臨地実習指導者としての指導・教育を実践する． ・新人・後輩教育計画立案に参加する． ※管理職らと自己の活動内容を振り返り，今後の課題を明確にしていく．
	自己学習	● 助産実践能力習熟段階（クリニカルラダー）® の基礎的な理解およびそれに基づいた教育プログラムの内容を理解する． ● ポートフォリオを活用し，自己の関心や必要性に合わせて学習すべき内容を考える． ● 研修の運営や企画に必要な知識（チーム医療についてなど）を復習する． ● OJT における自己の経験の振り返りで得た内容を確認する．
	受講を推奨する研修テーマなど	● 研修計画や振り返りに参加し，指導・教育的な役割を担うことで自らも学びを深められる研修 ● 講義：教育計画立案のプロセスについて 　　　　研修企画立案の方法について 　　　　教育にかかわる技法など（シミュレーション教育・ファシリテーションの方法など）

② 自己開発に関する
助産実践能力向上のための教育計画

　助産師は自立した専門職であり，自律性のある専門的活動を維持・発展させるために，継続的に自己研鑽する能力が必要である[1]．自ら継続的に学習して，能力の維持・向上に努める責務を有する[2]．

　《自己開発》については，キャリアパスに基づいた定期的なキャリア面接や，毎年の助産実践能力習熟段階（クリニカルラダー）® 評価を行うことが基本となる．それらにより，各ラダーレベルに応じた自己の課題を明確にし，自らのキャリアをデザインするためには，どのような経験や自己研鑽を積んでいけばよいか，どのような支援が受けられるのかなどについて考えながら，計画的に課題を解決し，自ら，自己のキャリアプランを描き実現していくことを目指す[2]．

●「自己開発」の考え方

レベル新人：支援を受けながら，自己の学習課題を明らかにし，解決のためにとるべき行動がわかる．

レベルⅠ～Ⅱ：自己の学習課題を明らかにし，解決のためにとるべき行動がわかる．

レベルⅢ～Ⅳ：自己のキャリアプランを明らかにし，実現のためにとるべき行動がわかる．

● 引用文献

1) 日本助産師会：助産師のコア・コンピテンシー．
   http://www.midwife.or.jp/midwife/competency_index.html
2) 日本看護協会：2019 年度改訂助産実践能力習熟段階（クリニカルラダー）活用ガイド．
   2020.
   https://www.nurse.or.jp/home/publication/pdf/guideline/CLoCMiP_katsuyo.pdf

支援を受けながら，自己の学習課題を明らかにし，解決のためにとるべき行動がわかる．	自己の学習課題を明らかにし，解決のためにとるべき行動がわかる．	自己のキャリアプランを明らかにし，実現のためにとるべき行動がわかる

レベルⅣ
レベルⅢ
レベルⅡ
レベルⅠ
レベル新人

		レベル新人

項目		内容
目的		支援を受けながら，自己の学習課題を明らかにし，解決のためにとるべき行動がわかる．
目標		1. 日々の行動を振り返り，整理することができる． 2. 他者のアドバイスを受け止めることができる． 3. 支援を受けながら，自己評価と他者評価を踏まえた自己の学習課題を考えることができる． 4. 支援を受けながら，課題の解決に向けて必要な情報を収集し，解決に向けて行動できる． 5. 支援を受けながら，学習の成果を自らの助産実践に活用できる．
学習方法	OJT	●日々の業務の中で，管理職や指導者との振り返りの機会を必ず設ける． ●振り返りの中で，自己の成長を認めるとともに学習課題を明確にし，その課題解決に向けた助言や提言をもとに，実行可能な行動計画を立てる． ※目標管理を取り入れている施設は，個人目標を立てるプロセスを活用する．
	自己学習	●助産実践能力習熟段階（クリニカルラダー）® の基礎的な理解およびそれに基づいた教育プログラムの内容を理解する． ●ポートフォリオを活用して，自己の目標と，それを達成するための課題を考える． ●自己のレベルに合った院内外の研修会や勉強会に参加する．
	受講を推奨する研修テーマなど	●自施設の理念や教育方針，キャリア開発の視点に関する研修 ●自施設における助産実践能力習熟段階（クリニカルラダー）® の基礎的な理解およびそれに基づいた教育プログラムに関する研修 ●助産師のコア・コンピテンシーをテーマとした研修（日本看護協会研修会など） ●専門職の成長プロセスをテーマとした研修（全国助産師教育協議会全国研修会など） ※専門的自立能力《教育・指導》における内容と重複する部分は同時に実施可能

レベルⅠ～Ⅱ

項目		内容
目的		自己の学習課題を明らかにし，解決のためにとるべき行動がわかる．
目標		**レベルⅠ** 1. 自己評価と他者評価を踏まえた自己の学習課題を考えることができる． 2. 課題の解決に向けて必要な情報を収集し，解決に向けて行動できる． 3. 学習の成果を自らの助産実践に活用できる． **レベルⅡ** 1. 自己課題を明確にすることができる． 2. 主体的に，課題の解決に必要な情報を収集し，解決に向けて行動できる． 3. 学習の成果を自らに，および施設における助産実践に活用できる．
学習方法	OJT	●実践場面を共有した助産師同士で，振り返りの機会を設ける． ●キャリアパスに基づいたキャリアカウンセリング（キャリア面接）を受ける． ●毎年の助産実践能力習熟段階（クリニカルラダー）® 評価を受ける． ●上記の他，日常業務の中で管理職や指導者との目標管理面接（面接）や振り返りの機会を設ける． 　※面接や振り返りの中で，自己の成長を認め，今後の学習課題を明確にする． 　※課題解決に向けた助言や提案をもとに，実行可能な行動計画を自ら立てる．
	自己学習	●キャリアパスや助産実践能力習熟段階（クリニカルラダー）® の意義・目的や活用方法を再確認する． ●ポートフォリオを活用して，自己の目標と，それを達成するための課題を考える．
	受講を推奨する研修テーマなど	●専門職の成長プロセスをテーマとした研修（全国助産師教育協議会全国研修会など） ●看護職のキャリアデザインをテーマとした研修（日本看護協会研修会など） ●自己の課題に応じた院内外の継続教育プログラム ※研修という形態である必要はないが，面接などを実施する際，随時，キャリアパスや助産実践能力習熟段階（クリニカルラダー）® の意義・目的や活用方法の理解度を確認し，必要時に管理職や指導者に説明を受ける．

	レベルⅢ～Ⅳ	

項目		内容
目的		自己のキャリアプランを明らかにし，実現のためにとるべき行動がわかる.
目標		**レベルⅢ** ● 自己のキャリアや専門性を踏まえ，計画的に院内外の継続教育プログラムや研修，関連する学会に参加できる. ● 専門分野を深めるための自己課題を明確にし，取り組むことができる. ● 取り組んだ結果を助産実践に活用できる. **レベルⅣ** ● 自己のキャリアプラン（実践・教育・管理）を計画できる. ● 計画を実行するための具体的な方法を考え，進めることができる.
学習方法	OJT	● キャリアパスに基づいたキャリアカウンセリング（キャリア面接）を受ける. ● 毎年の助産実践能力習熟段階（クリニカルラダー）® 評価を受ける. ● 上記の他，日常業務の中で管理職や指導者との目標管理面接（面接）や振り返りの機会を設ける. ※面接や振り返りの中で，自己の成長を認める. ※面接や振り返りの中で，新人・後輩・学生に対して臨地実習指導者の役割を遂行できているか評価する（レベルⅢ）. ※面接や振り返りの中で，助産実践を自己のキャリアに活かし病棟に貢献しているか評価する（レベルⅢ）. ※自己の専門性を明確にして，中長期的なキャリアプランを具体的に描く．また，面接や振り返りの中で，キャリアプランの計画や具体策が適切かを評価する（レベルⅣ）. ※キャリアプランの実現に向けた助言や提案をもとに，実行可能な行動計画を自ら立てる. ※施設内および病棟内外の教育に対して，中心的な立場で企画・運営などに関与することで，人材育成および自施設の発展などに貢献することを目指す（レベルⅣ）.
	自己学習	● キャリアパスや助産実践能力習熟段階（クリニカルラダー）® の意義・目的，活用方法を再確認する. ● ポートフォリオを活用して，自身の目的と，それを達成するための課題を考える.
	受講を推奨する研修テーマなど	● 看護職のキャリアデザインをテーマとした研修（日本看護協会研修会など） ● 助産師のコア・コンピテンシーとキャリア開発をテーマとした研修（日本看護協会研修会など） ● 継続教育，教育体制の構築・整備，教育プログラムの開発をテーマとした研修（日本看護協会研修会など） ※研修という形態である必要はないが，面接などを実施する際，随時，キャリアパスや助産実践能力習熟段階（クリニカルラダー）® の意義・目的や活用方法の理解度を確認し，必要時に管理職や指導者から説明を受ける. ※院内外の継続教育プログラムや研修，関連する学会のうち，自己の専門性の向上やキャリアプランの実現につながるものを選択し，主体的に参加する.

コミュニケーションに関する助産実践能力向上のための教育計画

　助産師が専門職として「すべての妊産褥婦・新生児に自律して質の高い助産ケアを実践する」ためには，助産に関する専門的な知識や技術ともに，ケアの対象や関連職種とのよりよい関係を築くための高いコミュニケーション能力が不可欠である．

　そのためにはまず，専門職として必要なコミュニケーションの基本を学ぶ必要がある．それらを活用して妊産褥婦・新生児にとって最良の対応を自ら見出し行動できること，さらに同僚・後輩助産師および助産・看護学生への教育・指導的な役割がとれることを目指す．

●「コミュニケーション」の考え方

レベル新人：支援を受けながら，医療・看護の現場における専門職としてのコミュニケーションの基本を習得・実践できる．

レベルⅠ：医療・看護の現場における専門職として適切なコミュニケーションを実践できる．

レベルⅡ：妊産褥婦・新生児の潜在するニーズや問題をとらえたコミュニケーションが実践でき，助産ケアに反映できる．

レベルⅢ：妊産褥婦・新生児の反応をより深く理解したコミュニケーションが実践できる．関連職種と良好なコミュニケーションがとれる．

レベルⅣ：妊産褥婦・新生児とよりよいパートナーシップを築き自らロールモデルとなるとともに，コミュニケーションに関する教育・指導にも積極的に参加する．

支援を受けながら，医療・看護の現場における専門職としてのコミュニケーションの基本を習得・実践できる．	医療・看護の現場における専門職として適切なコミュニケーションを実践できる．	妊産褥婦・新生児の潜在するニーズや問題をとらえたコミュニケーションが実践でき，助産ケアに反映できる．	妊産褥婦・新生児の反応をより深く理解したコミュニケーションが実践できる．関連職種と良好なコミュニケーションがとれる．	妊産褥婦・新生児とよりよいパートナーシップを築き自らロールモデルとなるとともに，コミュニケーションに関する教育・指導にも積極的に参加する．

レベルⅣ

レベルⅢ

レベルⅡ

レベルⅠ

レベル新人

	レベル新人	

項目		内容
目的		支援を受けながら，医療・看護の現場における専門職としてのコミュニケーションの基本を習得・実践できる．
目標		1. 妊産褥婦・新生児のニーズを身体・心理・社会的側面から把握するように努めることができる． 2. 妊産褥婦・新生児を一個人として尊重し，傾聴・共感的な態度で接することができる（笑顔，挨拶，自己紹介，言葉遣い，約束を守るなど）． 3. 対象中心のサービスであることを認識して接するように努めることができる． 4. 言語的・非言語的コミュニケーション技法について理解できる． 5. 支援を受けながら，妊産褥婦・新生児が納得できる説明を行い，同意を得られる． 6. 守秘義務を厳守し，プライバシーに配慮できる． 7. 5W1H を踏まえてメモをとり，正確に伝達できる．
学習方法	OJT	• スタッフ間（助産師のみではなく，医師や看護師，他職種を含む）のコミュニケーションの重要性を理解し，他部門との連携の実際のとり方をとおして理解を深める． • うまくコミュニケーションがとれた場面や課題の残る場面について振り返り，自己の成長を認め，課題とその改善のための行動を具体的に考える． • スタッフ間においてスムーズなコミュニケーションが図れるような環境づくりの重要性を理解する． ※態度や行動について，よくできていること，改善が必要なことなどを互いに気づいたときに話し合えて，経験年数にかかわらす何でも話せるような環境をつくる．
	自己学習	• OJT における自己の経験の振り返りで得た内容を確認する．
	受講を推奨する研修テーマなど	• 講義：医療現場における接遇 　　　　医療現場におけるコミュニケーションの特性 　　　　※医療事故防止の観点も含めて説明を受ける． • 演習：ロールプレイ 　　　　※自らの態度・行動が相手にどのような印象を与えるか，自分のコミュニケーションの特徴などを，体験を通じて学ぶ． 　　　　※自ら判断ができない状況や，妊産褥婦の状態変化時の報告・連絡・相談方法を学ぶ．

レベルⅠ

項目		内容
目的		医療・看護の現場における専門職として適切なコミュニケーションを実践できる.
目標		1. 妊産褥婦・新生児のニーズを身体・心理・社会的側面から把握できる. 2. 対象中心のサービスであることを認識して接することができる（忙しさや自らの業務中心にならないよう努める）. 3. 言語的・非言語的コミュニケーション技法を用いてコミュニケーションできる. 4. 妊産褥婦が納得できる説明を行い，同意を得られる.
学習方法	OJT	●うまくコミュニケーションがとれた場面や課題の残る場面について振り返り，自己の成長を認め，課題とその改善のための行動を具体的に考える.
	自己学習	●レベル新人で学んだ内容を確認する. ●OJTにおける自身の経験の振り返りで得た内容を確認する.
	受講を推奨する研修テーマなど	●演習：実際の事例を用いてロールプレイを行い，自身の対応についての振り返り （例）・多忙な状況の中，切迫早産の妊婦が今後の経過についての心配事を表出してきた場面 ・分娩が進まない産婦やその家族から，現在の状態や今後についての不安や疑問を表出された場面

レベルⅡ

項目		内容
目的		妊産褥婦・新生児の潜在するニーズや問題をとらえたコミュニケーションが実践でき，助産ケアに反映できる.
目標		1. 妊産褥婦の言動を手がかりに潜在するニーズや問題に気づき理解することができる. 2. 助産計画の修正，追加時などに主体的に妊産褥婦・家族が納得できる説明を行い，同意を得られる.
学習方法	OJT	●経験した事例の助産計画を見直しながら，そこでのコミュニケーションのあり方を振り返り，自己の課題を明確にしていく. ●妊産褥婦のもつ潜在的なニーズ・問題への気づきやその理解，妊産褥婦が納得できる説明について，実践できていた点を明確にし，できていなかったところから自己の課題とその解決のための行動を具体化していく.
	自己学習	●OJTにおける自己の経験の振り返りで得た内容を確認する.
	受講を推奨する研修テーマなど	※学習者の実践経験も豊かになり，また学習者としても成熟する．そのため，学んだことをより効果的に身につけ行動に結びつけるには，経験を重視し自ら主体的に考え学べる方法をとるとよい. ●演習：妊産褥婦とのかかわりの中で，うまくいった事例・うまくいかなかった事例の共有，改善策の検討.

	項目	内容
		レベルⅢ
目的		妊産褥婦・新生児の反応をより深く理解したコミュニケーションが実践できる．関連職種と良好なコミュニケーションがとれる．
目標		1. 自分の対応が相手に与える影響を予測しながら行動できる． 2. 妊産褥婦・家族の反応の変化を見逃さず受け止めることができる． 3. 状況に応じてアサーティブなコミュニケーション＊をとることができる． 4. 関連職種との間においても，良好な関係を維持できるようなかかわりができる．
学習方法	OJT	● 多職種でかかわった事例の助産計画を見直しながら，そこでのコミュニケーションのあり方を振り返り，自己の課題を明確にしていく． ● 妊産褥婦の反応や関連職種との関係性などを振り返り，妊産褥婦・新生児を十分把握し，関連職種と連携して実践できていた点について明確にし，できていなかったところから自己の課題とその解決のための行動を具体化していく．
	自己学習	● OJT における自己の経験の振り返りで得た内容を確認する．
	受講を推奨する研修テーマなど	● 講義：アサーションについて ● 演習：かかわりが困難な事例（たとえば医師や関連職種と意見が異なる場面など）や後輩・学生へ教育的指導をする場面について，実際にロールプレイを通じてアサーティブなかかわりを学び，自己の課題を明確にする．

＊自分と相手の，互いを大切にしたコミュニケーション．自分と相手の人権（アサーティブ権）を尊重したうえで，自分の意見や気持ちをその場に適切な言い方で表現すること

	項目	内容
		レベルⅣ
目的		妊産褥婦・新生児とよりよいパートナーシップを築き自らロールモデルとなるとともに，コミュニケーションに関する教育・指導にも積極的に参加する．
目標		1. 妊産褥婦・新生児・家族とよりよいパートナーシップが築ける． 2. 直接的助産ケアを行いながら妊産褥婦・新生児・家族の反応，周囲の状況を把握し，妊産褥婦・新生児・家族を尊重した適切なコミュニケーションを図ることができる． 3. コミュニケーションに関して，教育，指導的な役割を実践できる．
学習方法	OJT	● 複雑・困難事例の助産計画を見直しながら，そこでのコミュニケーションのあり方を振り返り，自己の課題を明確にしていく． ● 妊産褥婦の反応や，関連職種との関係性などを振り返り，できていたところを明確にし，自己の課題解決のための行動を具体化していく．
	自己学習	● 研修の運営や企画に必要な知識を復習する（チーム医療，〈専門的自律能力〉《教育・指導》での学習内容など）． ● OJT における自己の経験の振り返りで得た内容を確認する．
	受講を推奨する研修テーマなど	● 自らが研修計画や振り返りに参加し，指導・教育的な役割をとることで学びを深められる研修． ● レベル新人〜レベルⅢにおける教育計画の立案・実施・評価 ● グループワーク・事例の振り返りにおいてファシリテーターとしての役割 ※管理職らと自己の活動内容を振り返り，今後の課題を明確にしていく．

教授学習活動に関する 助産実践能力向上のための教育計画

　　質の高い医療の提供と医療安全の確保には，適切なチームワークによって成り立つ「チーム医療」が基盤であるとされている[1,2]．コミュニケーションエラーは，医療現場で発生するさまざまな事故に関与していることが明らかにされており[2]，職務における人間関係の悩み・悪さや人間関係によるストレスは，新人看護師や中堅看護師が，現在の職場を去りたいと思った理由や離職の理由としても上位に挙げられている[3,4]．

　　新たに入職あるいは異動してくる助産師たちを，各部署（病棟）の正統なチーム構成員として受け入れることは，良好なコミュニケーションを成り立たせる基盤となり，より良いチーム医療を持続させるための鍵となる．

　　経験年数や勤続年数にとらわれることなく，また，「教える-教えられる」関係性にとらわれることなく，助産師一人ひとりが，その時々で期待される役割を最大限に発揮できるよう，個々のレベルに応じた教授学習活動を営むことが望まれる．

　　ここでは各レベルの教育計画（**表4-5**）と，すべてのレベルにある助産師たちがある1つの場面に居合わせた際の役割の例（**図4-1**）を示した．すべての助産師が一人ひとり周辺的に正統的にチーム医療に関与できるために，互いのレベルに期待される役割と責任を理解する必要がある．

◉「教授学習活動」の考え方

レベル新人：学ぶべきことの優先順位を理解し，支援を受けながら，適切な目標を設定し，必要な学習行動を継続することができる．

レ ベ ル Ⅰ：指導者役割を担うことを自覚し，支援を受けながら，自部署における新人助産師の指導に関与していくことができる．また，新人助産師の最も身近な存在として，教授活動にとどまらず，新人が正統な構成員として受け入れられるための架け橋役を担う．

レ ベ ル Ⅱ：指導者役割を担うレベルⅠ助産師の教授活動を適切に支援することができる．また，「教える-教えられる」関係にある新人助産師・レベルⅠ助産師の関係性および教授学習活動の様相を定期的に評価し，必要に応じて適切に支援することができる．

レ ベ ル Ⅲ：自部署におけるスタッフ教育の中心的役割を担うことができる．また，状況的学習論および正統的周辺参加について理解し，現場で生じたさまざまな事象を教材化し，スタッフ一人ひとりの教授学習活動に結びつけ，個々の成長を後押しすることができる．

レ ベ ル Ⅳ：自施設におけるスタッフ教育に対する使命感をもち，指導者役割としての自己学習・自己研鑽を継続することができる．また，すべてのスタッフが，チーム医療の一員として正統に受け

入れられていることを実感できる労働環境・職場風土づくりに貢献することができる.

全レベル共通：チーム医療が発揮される状況で，自身のとるべき役割を適切に果たすことができる.

● 引用文献

1）鈴木明，他：チーム STEPPS（チームステップス）―チーム医療と患者の安全を推進するツール．日本臨麻会誌 33：999-1005，2013.
2）中澤靖：チームステップスってどういうもの？ INFECTION CONTROL 24：383-387，2015.
3）今井多樹子，他：質的データにおけるテキストマイニングを併用した混合分析法の有用性―新人看護師が「現在の職場を去りたいと思った理由」に関する自由回答文の解析例から．日本看護研究学会雑誌 41：685-700，2018.
4）中野沙織，他：中堅看護師の職業継続に関する文献検討―「離職」と「職業継続」の理由に焦点をあてて．JNI 16：10-22，2019.

学ぶべきことの優先順位を理解し，支援を受けながら，適切な目標を設定し，必要な学習行動を継続することができる.	指導者役割を担うことを自覚し，支援を受けながら，自部署における新人助産師指導に関与していくことができる．また，新人助産師の最も身近な存在として，教授活動にとどまらず，新人が正統な構成員として受け入れられるための架け橋役を担う.	指導者役割を担うレベルⅠ助産師の教授活動を適切に支援することができる．また，「教える‐教えられる」関係にある新人助産師・レベルⅠ助産師の関係性および教授学習活動の様相を定期的に評価し，必要に応じて適切に支援することができる.	自部署におけるスタッフ教育の中心的役割を担うことができる．また，状況的学習論および正統的周辺参加について理解し，現場で生じたさまざまな事象を教材化し，スタッフ一人ひとりの教授学習活動に結びつけ，個々の成長を後押しすることができる.	自施設におけるスタッフ教育に対する使命感をもち，指導者役割としての自己学習・自己研鑽を継続することができる．また，すべてのスタッフが，チーム医療の一員として正統に受け入れられていることを実感できる労働環境・職場風土づくりに貢献することができる.

レベルⅣ

レベルⅢ

レベルⅡ

レベルⅠ

レベル新人

全レベル共通
チーム医療が発揮される状況で，自身のとるべき役割を適切に果たすことができる.

表 4-5　レベルに合わせた教育プログラム

		レベル新人	レベルⅠ
目的		チーム医療が発揮される状況で，自身のとるべき役割を適切に果たすことができる．	
		学ぶべきことの優先順位を理解し，支援を受けながら，適切な目標を設定し，必要な学習行動を継続することができる．	指導者役割を担うことを自覚し，支援を受けながら，自部署における新人助産師指導に関与していくことができる．また，新人助産師の最も身近な存在として，教授活動にとどまらず，新人助産師が正統な構成員として受け入れられるための架け橋役を担う．
目標		1.　所属先の特性（対象者の特性・定数，スタッフ配置・看護体制・業務の流れなど）がわかる． 2.　所属先における教育体制・サポート体制，主たる相談者がわかる． 3.　所属先もしくは所属チームに周辺的に正統的に参加することができる．	1.　所属先の特性（対象者の特性・定数，スタッフ配置・看護体制・業務の流れなど）がわかる． 2.　所属先における教育体制・サポート体制，主たる相談者がわかる． 3.　所属先もしくは所属チームに周辺的に正統的に参加することができる． 4.　状況的学習論に基づき，新人助産師が，所属先もしくは所属チームに周辺的に正統的に参加することができるように，支援的・指導的立場をとることができる．
学習方法	OJT	●日々の勤務をとおして，専門職業人に期待される教授学習活動（「教える」「教えられる」経験）の実体験を積み重ねる． ●定期的かつ短期的に管理職や指導者（レベルⅢ以上の助産師）との目標管理面接（面接）や振り返りの機会を設ける．	
		●支援的関係性にあるレベルⅠ助産師，あるいはレベルⅡ・レベルⅢ助産師と，公式・非公式に面接を行う．	●主に担当する新人助産師や，支援的関係性にあるレベルⅡあるいはレベルⅢ助産師と，公式・非公式に面接を行う．
	自己学習	●看護学教育における学習理論，特に，状況的学習論，正統的周辺参加，認知的徒弟制に関する書籍など	
		●日々の経験や，管理者・指導者との面接や振り返りをとおして自らの学習課題を明らかにし，課題に取り組む． ※所属先の業務マニュアルや看護手順を参考にするとよい．	
	受講を推奨する研修テーマなど	●状況的学習論，正統的周辺参加，認知的徒弟制をテーマとした学会シンポジウムやセミナー，研修会	
		●所属先が主催する集合研修や勉強会 ●医療安全，チーム医療に関する研修（日本看護協会研修など） ●医療記録に関する研修（日本看護協会研修など）	

レベルII	レベルIII	レベルIV
指導者役割を担うレベルI助産師の教授活動を適切に支援することができる. また, 「教える-教えられる」関係にある新人助産師・レベルI助産師の関係性および教授学習活動の様相を定期的に評価し, 必要に応じて適切に支援することができる.	自部署におけるスタッフ教育の中心的役割を担うことができる. また, 状況的学習論および正統的周辺参加について理解し, 現場で生じたさまざまな事象を教材化し, スタッフ一人ひとりの教授学習活動に結びつけ, 個々の成長を後押しすることができる.	自施設におけるスタッフ教育に対する使命感をもち, 指導者役割としての自己学習・自己研鑽を継続することができる. また, すべてのスタッフが, チーム医療の一員として正統に受け入れられていることを実感できる労働環境・職場風土づくりに貢献することができる.
1. 所属先・所属チームにおいて, 教授学習活動に積極的かつ適切に参画することができる. 2. 所属先・所属チームにおいて, 段階的に, 後輩育成の中心的な立場を担っていくことができる. 3. 新人助産師-レベルI助産師における教授学習活動に対して, 支援的・指導的立場として, 適切に関与することができる. 4. 状況的学習論に基づき, レベル新人・レベルI助産師を周辺的に正統的に実践に巻き込むことができる.	1. 所属先・所属チームの中心的立場として, 適切に教授学習活動に参画することができる. 2. 指導者役割を担うレベルI・レベルII助産師に対して, 適切な支援・指導を行うことで, 新人助産師, レベルI助産師が, 周辺的に正統的に実践に参画できるよう支援することができる. 3. 所属先・所属チームのあらゆる実践場面において, 助産師一人ひとりが周辺的に正統的に参画できるよう, 適切な役割を与えることができる.	1. 自施設における人材育成・教育の中心的役割を担うことができる. 2. 自施設の助産師一人ひとりが, 自身のレベルに応じた教授学習活動を良好に展開できるためのシステムづくり・体制づくりに貢献することができる.

- 定期的に, 少なくとも年に1回, キャリアカウンセリング(キャリア面接)の機会を設け, 人材育成における自らの役割を明確にする.
- 毎年1回ずつ, 目標管理面接および助産実践能力習熟段階(クリニカルラダー)®評価を受け, 自己の成長を客観的にとらえる. また, 人材育成(教授学習活動)における自らの課題と目標を明確にする.
※日常業務においても, 目的的に振り返りの機会を設け, 人材育成の観点から, 「教える」「教えられる」について見直す機会を設けるようにする.

を読み, 自身のレベルに期待される役割やふるまいについて, 学術的に理解・再確認する.

- キャリアカウンセリングや目標管理面接をとおして明らかになった課題および目標をもとに, 人材育成における自身の具体的な役割を明確にし, 役割遂行のための行動目標を具体化する.

(日本看護科学学会, 日本助産学会, 全国助産師教育協議会など)

- 院内外におけるリーダー研修あるいは指導者研修
- 医療安全, チーム医療に関する研修(日本看護協会研修など)
- 院内教育の考え方, 企画・運営に関する研修(日本看護協会研修など)
※レベルに応じて, グループワークにおけるファシリテーター役割や, 中心的役割(主催者・企画・運営)を担いながら参加する.

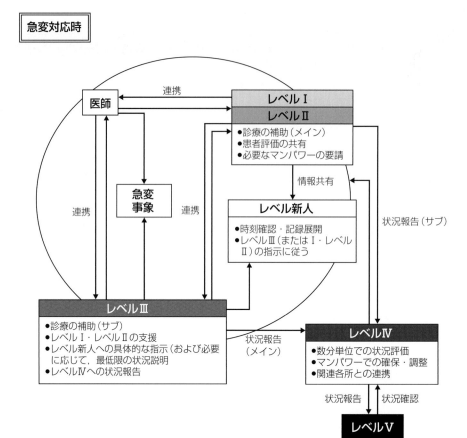

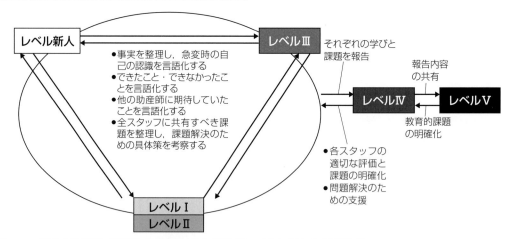

図 4-1　共通する場面（状況）に居合わせた際の各レベルに応じた役割比較

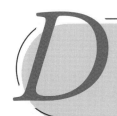

ウィメンズヘルスケア能力育成のための教育計画

〈ウィメンズヘルスケア能力〉の作成過程

助産師が担う〈ウィメンズヘルスケア能力〉検討の経緯

　日本の妊産褥婦を取り巻く環境は著しく変化しており，身体的に限らず，心理的・社会的なハイリスク化がみられている．子どもの虐待死の事例検証[1]から全年齢を通して日齢0における死亡事例の割合が多いことがわかっている．また，妊娠中から産後1年未満の女性の死亡原因では自殺が多く，メンタルヘルスの不調がかかわっていることも明らかになっている．女性を取り巻く社会も変動し，周産期に限らず生涯にわたって女性の健康を支援するための〈ウィメンズヘルスケア能力〉を有する専門職である助産師の活躍が期待される．

　ウィメンズヘルスケアを担う助産師の育成と実践能力の強化に向けて，助産師が担う〈ウィメンズヘルスケア能力〉を明確にすることが必要と考えられたことから，2015年より専門家を集めたワーキンググループを結成し昨今の女性を取り巻く社会情勢を踏まえた，助産師が担うべき〈ウィメンズヘルスケア能力〉の検討を開始した．メンバーがどう考え，期待し，項目を策定されたかについて説明していく．

助産師が担う〈ウィメンズヘルスケア能力〉の考え方

　2012年発表当初の「助産実践能力習熟段階（クリニカルラダー）®」では，医療機関において院内助産・助産師外来を自律して実践できる助産師の育成に焦点をしぼっていることから，妊娠期・分娩期・産褥期・新生児期に関連する〈倫理的感応力〉，助産実践とその能力の向上に向けた自己研鑽，教育・指導である〈マタニティケア能力〉と〈専門的自律能力〉が示された．これは日本の保健師助産師看護師法に示されている助産師の業である「助産又は妊婦，じょく婦若しくは新生児の保健指導」に関連する助産実践能力であると考えられる．

　それに対し，4つ目のコア・コンピテンシーである〈ウィメンズヘルスケア能力〉とは，助産師によるどのような実践を指すのかを明確にする必要があった．

　〈ウィメンズヘルスケア能力〉を検討するにあたり，まず前提として①ウィメンズヘルスケアをどう考えるか，②〈ウィメンズヘルスケア能力〉を実践する助産師とは，を明確にした．この前提を共有することで，どのような実践能力が期待されているのかを理解していただけるだろう．

● ウィメンズヘルスケアとは

　ウィメンズヘルスとは，直訳すると「女性の健康」である．対象となる「女性」には生物学的な「性別」，生殖機能的な「生殖性」，心理的・社会的な「性役割」や「ジェンダー」などが含まれる．これらの広汎な概念を踏まえると，ウィメンズヘルスケアを実践するにあたっては，まず，対象となる「女性」を包括的に理解することが基本となる．女性を取り巻く人々や環境から受ける影響，そして女性自身が周囲に与える影響を考慮し，社会や家族における役割などについて，過去・現在・未来の延長線上にあるというライフサイクルを理解することが重要である．そのうえで，その女性がその人らしく，自身の意思に従って健やかな人生を歩めるように寄り添い支えていくことが重要といえる．

　そのためには，女性とその家族およびそれらを取り巻く人々がもつ力を引き出し，強化し，活用し，女性の健やかな生活へと導けるよう直接的な専門的支援が求められる．さらに，ヘルスプロモーションの理念に基づき，女性自身やその家族，それらを取り巻く人々がその力を自覚し，自己解決していけるようにエンパワーすることが〈ウィメンズヘルスケア能力〉の基本となる．これを実現するために，必要であれば多職種，多機関と連携・協働し支援するにあたりコーディネートする役割も含まれる．

　この広い概念へのケアを包含するには，女性個人に対してのみではなく，女性が活動する集団やコミュニティもウィメンズヘルスケアの対象とする必要がある．そのためには医療，地域保健，不健康な社会・環境・経済状態を改善していく活動などのほか，ソーシャル・キャピタルを含む幅広い公衆衛生の視点も欠かせない．ウィメンズヘルスケアは「女性の健康」へのケアとしつつも，対象は女性に限られず多岐にわたっていることを読み取れただろう．これらすべてに対応する能力をもって，助産師はウィメンズヘルスケアを遂行しているといえる．

● 〈ウィメンズヘルスケア能力〉を実践する助産師とは

　「平成30年衛生行政報告例」によると，85.0%の助産師はその就業先が医療機関（病院，診療所）であり[2]，その助産師の多くは主に，周産期医療に携わっていると考える．

　前述した社会状況の変化により周産期医療のみでは解決できない問題を抱えた女性や家族への支援が求められている．さらに性の多様性，若年妊娠，人工妊娠中絶，予期しない妊娠，不妊・不育治療，ドメスティック・バイオレンス（DV），更年期障害など周産期に限らない女性へのケアのニーズも高まっていることなどを踏まえると，ウィメンズヘルスケアは医療機関内にとどまらずに地域で生活する女性へと目を向けた支援をしていく必要がある．

　すなわち，〈ウィメンズヘルスケア能力〉を実践する助産師には，医療機関を受診する女性への支援はもちろんのこと，市区町村などの地域から支援を要請された場合には女性とその家族を支援し，さらに彼女たちが継続して支援を受け続けられるよう市区町村につなげていく橋渡しができることが求められる．

　これより，〈ウィメンズヘルスケア能力〉を実践する助産師とは，医療機関

に勤務しながらも地域と連携し，場合によっては地域へと出向いていくことも想定している．

〈ウィメンズヘルスケア能力〉の項目枠組み

　助産師が担う〈ウィメンズヘルスケア能力〉には具体的にどのようなケアが含まれるのか，まずは枠組みを確定し検討していった．枠組みの検討には，日本助産師会が「助産師の声明」[3] においてウィメンズヘルスケアにおける助産師の役割と責務として示しているケアをもととした．

　「助産師の声明」の中で，ウィメンズヘルスにおける助産師の役割と責務は，「思春期のケア」「中高年のケア」「リプロダクティブ・ヘルス/ライツ」の大きく3項目で構成されている．先の2項目は女性のライフステージに着目しているものの，ライフステージ特有のケアもあれば，複数のライフステージに重複するケアも含まれる．女性を包括的に理解するにあたり，女性のライフサイクルで変動する女性としての生物的・身体機能的・心理社会的な面への理解が必要と考え，「女性のライフサイクルの観点からの対象理解」をウィメンズヘルスケア能力の大項目として設けた．「リプロダクティブ・ヘルス/ライツ」はそのまま大項目とし，それぞれの下位項目，具体的な内容を検討していった．

● 女性のライフサイクルの観点からの対象理解能力

　この大項目が具体的にどのような知識，実践と評価をもって網羅されるのかを検討した．女性のライフサイクルを理解し，各ライフステージにおける女性の身体・精神・社会的機能や役割，また女性を取り巻く環境と家族を含む人々，健康課題などを知識として理解し，把握するためのアセスメントと評価が必要と考えた．さらに健康から逸脱した対象のみではなく，健康であるための情報提示，さらに問題提起して関心を得るなどの啓発活動や保健指導の必要性も検討され，**資料4-2**のとおり下位4項目とその教育項目が設けられた．

● リプロダクティブ・ヘルス/ライツに基づく支援能力

　この大項目では，日本助産師会が助産師の声明で示している「家族計画の支援」「不妊・不育の悩みをもつ女性の支援」「性感染症の支援」「月経異常や月経障害等の支援（更年期含む）」と「女性に対する暴力予防の支援」は検討時点においても必要不可欠なケアであると判断し，下位項目とした．これらに加えて，昨今の社会と周産期医療の情勢を踏まえ，新たに「予期せぬ妊娠をした女性の支援」「多様な性の支援」「産前・産後以外のメンタルヘルスケア」「産前・産後のメンタルヘルスケア」「妊娠期からの子育て支援による胎児を含む子どもの虐待予防の支援」と「妊娠期から育児期において支援を必要とする母親とその家族の支援」の計11項目を設定した．各下位項目と教育項目は**資料4-2**を参照していただきたい．

資料4-2
日本看護協会
「2019年度改訂助産実践能力習熟段階（クリニカルラダー）活用ガイド」

https://www.nurse.
or.jp/home/publica
tion/pdf/guideline/
CLoCMiP_katsuyo.
pdf

上記の pp23-24 表
2-1 を参照

4 〈ウィメンズヘルスケア能力〉に必要な〈専門的自律能力〉

資料 4-3
日本看護協会
「2019 年度改訂助産実践能力習熟段階（クリニカルラダー）活用ガイド」

https://www.nurse.
or. jp/home/publica
tion/pdf/guideline/
CLoCMiP_katsuyo.
pdf

上記の p69 表 4-5 を参照

　〈ウィメンズヘルスケア能力〉を検討していくにあたり，本能力の実践には既存の〈専門的自律能力〉に加えてさらに修得すべき助産師としての基盤となる能力が必要と考えられた．それは，医療機関に限らず地域まで活動の範囲が広がること，場合によっては女性の自宅を訪問するなど日常生活に踏み込む場合があること，効果的かつ正確に他機関・他職種に情報を伝達する必要があることなど，ウィメンズヘルスケアならではの「助産師」かつ「人」としての基盤となる能力を磨く必要があることが，検討にあたった専門家たちの経験から表出されたためである．

　〈ウィメンズヘルスケア能力〉のみを習得し，習熟させるだけでは成り立たず，同時に基盤にある〈専門的自律能力〉も習熟させる必要がある．基盤となる〈専門的自律能力〉の下位項目と教育項目を**資料 4-3**に示す．

● 基盤 1 コーディネーション

　女性の支援の場が移行（病院から地域へなど）する際に，女性が継続して一貫した支援が受けられるよう，家族や友人なども含めた関係者や関係機関との連携を図る役割が求められる．女性がそれらの連携を拒否しないよう，また新たに関係してくる人や機関が信頼を損なわないよう，コーディネートする能力を磨く必要がある．

● 基盤 2 意思決定支援

　女性自身が理解し，納得してどのような人生を歩むのか，選択と決定を支援することである．どのような選択肢があり，それぞれの選択によって何が起こり得るのか，偏りなく情報やアドバイスを提供できる能力が必要である．

● 基盤 3 接遇

　女性を尊重し，礼儀をもって接する基盤の能力である．他者とパートナーシップを築きかかわるには，信頼関係の構築が不可欠である．接し方に限らず，挨拶，清潔感，適切な身だしなみ，礼儀・作法をもって接する能力が必要である．

● 基盤 4 企画力

　女性のニーズを把握し，効果的な支援を吟味し，実施・提供するための基盤能力である．例えば，同じ思春期にある人を対象としても，女性が住む地域の特性や受けている教育内容などによって提供するケアの内容が異なる．対象の多様性を把握し，創意工夫を加えて効果的に支援する能力が必要である．

● 基盤 5 コミュニケーション

　対人関係におけるコミュニケーションに限らず，女性の支援に必要な情報を収集する能力である．一方向からの情報収集では，限られた情報しか得られないため，より効果的な支援の足がかりを得るために適切なコミュニケーション

資料 4-4
日本助産実践能力
推進協議会
「ウィメンズヘルス
ケア能力育成のた
めの教育プログラ
ムの例」

https://www.igaku-
shoin. co. jp/book/de
tail/108761#tab5

を用いて情報を引き出すことが必要となる．また伝える情報が正しく伝わっているのか，女性が知りたい情報を理解しやすく伝えているのかなど，双方向で評価するための対話の能力であり，欠かせない基盤能力である．

　具体的な教育プログラムは**資料 4-4** を参照していただきたい．

● 引用文献

1）社会保障審議会児童部会児童虐待等要保護事例の検証に関する専門委員会：子ども虐待による死亡事例等の検証結果等について　第 16 次報告．p6，2020．
2）厚生労働省：平成 30 年衛生行政報告例（就業医療関係者）の概況．2019．
　　https://www.mhlw.go.jp/toukei/saikin/hw/eisei/18/
3）日本助産師会．助産師の声明・綱領．
　　http://midwife.or.jp/general/statement.html

● 参考文献

1）村本淳子，他 編：ウイメンズヘルスナーシング概論—女性の健康と看護　第 2 版．ヌーヴェルヒロカワ，2011．
2）日本看護協会：2019 年度改訂助産実践能力習熟段階（クリニカルラダー）活用ガイド．日本看護協会出版会，2020．

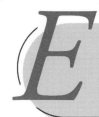

教育計画と学習到達目標の ポイント（試験対策）

　第Ⅳ章で述べてきた助産実践能力習熟段階（クリニカルラダー）® に基づき助産実践能力の育成に向けた教育プログラムを展開すること，そしてそれぞれの助産師が自身の助産実践能力強化に取り組むことは，専門職である助産師にとって継続的に必要なことである．そうした取り組みの中，助産実践能力習熟段階（クリニカルラダー）® レベルⅢによる助産実践能力認証制度により，自律的に助産ケアを実践できる助産師である「アドバンス助産師」の認証を目指すことは，助産師のキャリア開発において重要なマイルストーンとなっている．

　助産実践能力習熟段階（クリニカルラダー）® レベルⅢ認証にあたっては，新規・更新の申請双方で最終段階で客観的試験が実施される．ここでは，アドバンス助産師® 認証を目指す方の学習の参考となるよう，試験方法や問題例について紹介する．助産実践能力習熟段階（クリニカルラダー）® レベルⅢ認証に向けて教育計画や学習到達目標を設定するうえで参考にしていただきたい．

出題範囲

　助産実践能力習熟段階（クリニカルラダー）® レベルⅢの認証に係る試験の出題範囲は，日本助産評価機構および日本助産実践能力推進協議会にて毎年検討し決定されている．助産師は常に最新の知見をもって助産ケアを提供する必要があることを念頭に，試験問題の出題にあたっては，習熟すべきガイドラインの更新などを考慮している．

　2020 年の試験では，以下の出題範囲が提示された．出題範囲は，日本助産評価機構のウェブサイトにて毎年公表される（2020 年は 5 月に公表）．申請される年によって出題範囲や公表の方法・時期は変更の可能性があるので，認証を受ける際には留意して情報収集していただきたい．

　2020 年の出題範囲は，次のように告知された．

> 試験は，マタニティケア能力・専門的自律能力・倫理的感応力のうち，必須研修・ステップアップ研修のテーマに関連する分野から出題されます．

　2020 年の出題範囲は，「助産師のコア・コンピテンシー」の 4 つの要素〈倫理的感応力〉〈マタニティケア能力〉〈ウィメンズヘルスケア能力〉〈専門的自律能力〉のうち〈ウィメンズヘルスケア能力〉以外の 3 つの要素について，特に助産実践能力習熟段階（クリニカルラダー）® レベルⅢの認証に必要な必須研修・ステップアップ研修のテーマに関連する分野から出題と提示された．研修テーマは，基本的な内容だけではなく助産実践能力習熟段階（クリニカルラ

ダー)® レベルⅢとして必要な知識を獲得するために多角的に挙げられている
ので，試験問題はかなり幅広い分野から出題される．

　また，2020 年は出題範囲に係る「参考テキスト」として，以下のガイドラ
インなどが提示されている．こちらもガイドラインの更新などにより，受験す
る年によって変更の可能性があるので留意していただきたい．

・「産科婦人科診療ガイドライン産科編 2017」（日本産科婦人科学会，他)＊
・「助産業務ガイドライン 2019」（日本助産師会）
・「産科医療補償制度 再発防止に関する報告書・提言」（日本医療機能評価機
　構）
・「日本版救急蘇生ガイドライン 2015 に基づく新生児蘇生法テキスト 第 3 版」
　（メジカルビュー社）
　その他，出題内容に関連する書籍等

2　試験方法

　　試験はオンライン（アドバンス助産師プラットフォーム）で行われる．2020
年の試験においては，試験方法について以下のとおり公表されている．試験方
法も，受験される年によって変更の可能性があるので留意していただきたい．

出題数	30 問
合格基準	60 点以上（60％以上の正答率．30 問中の正答が 18 問以上）
試験制限時間	40 分
出題方法	回答は全て 4 肢択一式． 試験の受験機会は最大 3 回．3 回以内に合格基準に達しない と試験不通過となる．3 回未満で合格基準に達した場合，以 降の試験を受ける必要はなく，また受けることはできない． 合格した時点で試験は終了．

3　試験問題例と解答

　問題 1　　妊娠前の BMI 値が 18 の場合，「健やか親子 21（2006 年）」で推奨

＊ 2020 年試験における取り扱いについては以下のようなアナウンスがなされた：
「産科婦人科診療ガイドライン産科編 2017」は，最新版である「産婦人科診療ガイドライン
産科編 2020」が 2020 年 4 月に発行されています．参考テキストとして，「産婦人科診療ガイ
ドライン産科編 2020」をもって学習していただいても対応可能ですので，これから資料の入
手を行い学習する方は「産婦人科診療ガイドライン産科編 2020」を参照することを勧めます．

されている体重増加量で正しいのはどれか.

① 　5〜7 kg

② 　7〜10 kg

③ 　7〜12 kg

④ 　9〜12 kg

問題2　「助産業務ガイドライン 2019」に記載されている「連携する産婦人科医師と相談の上，協働管理すべき対象者」に<u>該当しない</u>のはどれか.

① 　B 型肝炎

② 　性器クラミジア感染

③ 　B 群溶血性レンサ球菌陽性

④ 　HTLV-1（ヒト T 細胞白血病ウイルス 1 型）陽性

問題3　32 歳の初産婦（妊娠 41 週 2 日）.予定日超過にて，オキシトシンを使用し分娩誘発を行っている.分娩誘発開始から 4 時間が経過したが，子宮口開大は 4 cm でオキシトシン投与開始前の内診所見と変化なし.子宮収縮回数は 5 回/10 分，胎児心拍数波形レベルは 3 である.この時点で適切な対応はどれか.

① 　30 分後に，オキシトシンを増量する

② 　医師に報告し，オキシトシンの中止を検討する

③ 　増量はせず，子宮収縮に注意しながら経過を観察する

④ 　増量はせず，胎児心拍数波形に注意しながら経過を観察する

問題4　メトロイリンテルを使用した分娩誘発を行う場合の対応として正しいのはどれか.

① 　挿入された状態でオキシトシンを点滴静脈内投与してはならない

② 　挿入後に陣痛が発来したら，間欠的胎児心音聴取を行う

③ 　挿入前に臍帯下垂がないことを確認する

④ 　前期破水の場合には使用できない

問題5　37 歳の初産婦，既往歴なし，非妊時 BMI 26.双胎，切迫早産にて妊娠 29 週から管理入院.37 週 0 日 11 時に帝王切開で分娩した.翌日 13 時，術後経過，バイタルサインに問題はなく，初回歩行を行うため，ベッドから立ち上がったところ，急に胸の痛みと息苦しさを訴えた.血圧 70/30 mmHg，脈拍 92 回/分，呼吸数 25 回/分，SpO$_2$ 85％であった.この状況において最も考えられる疾患はどれか.

① 　子癇

② 　心筋梗塞

③ 　羊水塞栓症

④ 　肺血栓塞栓症

問題6 母乳による授乳に影響が少ない薬剤はどれか.

① カベルゴリン

② ワルファリン

③ 低用量ピル

④ 無機ヨウ素

解答

問題6. ②

問題7 助産所で出生した新生児の外性器が, 性別の判断に迷う外見であった. 出生時の対応で適切なのはどれか.

① 直ちに病院に搬送する

② 退院後に小児科医を紹介する

③ 可能性の高い方の性別を家族に伝える

④ その場で「男の子か女の子かわからない」と家族に伝える

問題7. ①

問題8 胎児心拍数陣痛図の所見で胎児が健康な状態であると判断できるのはどれか.

① 心拍数基線 110 bpm, 基線細変動 5 bpm 以下, 一過性頻脈あり, 一過性徐脈なし

② 心拍数基線 130 bpm, 基線細変動 10〜20 bpm, 一過性頻脈なし, 一過性徐脈なし

③ 心拍数基線 150 bpm, 基線細変動 15〜25 bpm, 一過性頻脈あり, 一過性徐脈なし

④ 心拍数基線 170 bpm, 基線細変動 26 bpm 以上, 一過性頻脈なし, 一過性徐脈あり

問題8. ③

問題9 新生児の人工呼吸で胸骨圧迫の併用がない場合, 1 分間に実施する換気回数として正しいものはどれか.

① 70 回

② 50 回

③ 30 回

④ 20 回

問題9. ②

問題10 胎児の心拍異常で緊急に搬送が必要な状況のうち誤っているのはどれか.

① 遷延一過性徐脈

② 繰り返す変動一過性徐脈

③ 中等度の基線細変動の持続

④ 胎児心拍数基線が 160 bpm を超える頻脈

問題10. ③

問題11 43 歳初産婦. 吸引分娩で 3,800 g の児を出産した. 胎盤娩出後に, 子宮体部が硬く触れているにもかかわらず, 膣から凝血塊を含む大量の出血が流出している. 娩出された胎盤および卵膜に欠損はない. このときの出血の原因として考えられるのはどれか.

① 頸管裂傷
② 弛緩出血
③ 子宮内反
④ 羊水塞栓症

問題12　助産録の保存期間として正しいのはどれか．

① 3年
② 5年
③ 10年
④ 20年

問題13　国際助産師連盟（ICM）倫理綱領「助産における関係性」において規定されている内容として<u>不適切</u>なものはどれか．

① 助産師は，関係者間における内在する対立の解決に積極的に努める
② 助産師は，女性や家族が自ら受けるケアの決定に積極的にかかわる権利を支援する
③ 助産師は一人ひとりの女性とのパートナーシップを築き，必要な関連情報を共有する
④ 助産師は，女性のケアに対するニーズが助産師の能力を超える場合でも，その専門性を発揮し，助産師だけで相談に応じる

問題14　産科医療補償制度に関する内容で正しいものはどれか．

① 補償請求者は医療機関である
② 補償金額は児の生存・死亡により異なる
③ 出産育児一時金等に掛金相当額が加算されている
④ 申請期間は原則として生後6か月〜満5歳の誕生日までである

問題15　妊娠糖尿病の食事管理として正しいものはどれか．

① 妊娠中のエネルギーの付加は行わない
② 食事の1回量を抑え回数を増やす分食を勧める
③ 妊娠中の体重増加量を健常妊婦より少なく設定する
④ 空腹時の血糖値をコントロールすることで，巨大児の発生を予防できる

問題16　妊産婦のうつ病のスクリーニングについて正しいものはどれか．

① エジンバラ産後うつ病質問票は，妊娠中に施行することが可能である
② 産後のエジンバラ産後うつ病質問票で8点以下であれば，うつ病ではない
③ Whooleyの2項目質問票で，2項目とも陽性であったときのみ，うつ病の可能性がある
④ うつ病以外の精神疾患で，エジンバラ産後うつ病質問票の点数が高くなることはない

助産実践能力習熟段階（クリニカルラダー）® 研修と総合評価

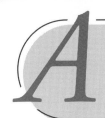

レベルⅢ申請のための研修時間の考え方と研修プログラム例

研修時間の考え方

助産実践能力に必要な知識

　研修時間を解説するにあたって，まず，助産実践能力習熟段階（クリニカルラダー）® レベルⅢの認証申請までに受講が必要な必須研修等と，学術集会に関する要件を**表5-1，5-2**にまとめる．

　レベルⅢの認証申請には，日本助産評価機構に承認された**表5-1**の研修を受講し，研修修了証・学会参加証を用意する．

　日本助産評価機構では，研修内容の統一と質の保証を図るため必須研修およびステップアップ研修の承認を行っており，承認されていない研修はレベルⅢの認証申請で無効となる．研修企画にあたっては，次ページ以降のプログラム例とともに，日本助産評価機構のウェブサイトで研修開催申請方法についても参照していただきたい．

研修時間

　すべての助産師が一定のレベルに達していることの保証として，1つのテーマにつき90分以上の研修が必要である．1日の研修の中で複数テーマを扱う場合は，各テーマにつき90分以上行い，テーマごとに研修修了証を発行・保存する．

表 5-1　申請種ごとの必須研修等一覧

新規申請および 2021 年までの更新申請における必須研修 ・ステップアップ研修	2022 年以降の更新申請における必須研修
新生児蘇生法（NCPR）B コース以上	授乳支援
分娩期の胎児心拍数陣痛図（CTG）に関する研修	分娩期の胎児心拍数陣痛図（CTG）
フィジカルアセスメント：妊娠期	フィジカルアセスメント：脳神経
フィジカルアセスメント：脳神経	フィジカルアセスメント：呼吸/循環
フィジカルアセスメント：呼吸/循環	臨床病態生理
フィジカルアセスメント：代謝	妊娠と糖尿病
フィジカルアセスメント：新生児	フィジカルアセスメント：新生児
子宮収縮剤の使用と管理	臨床薬理（妊娠と薬）
助産記録	医療安全と助産記録
妊娠から授乳期における栄養	妊娠期の栄養
周産期のメンタルヘルス	メンタルヘルス
母体感染のリスクと対応	母体の感染
出血時の対応に関する研修（常位胎盤早期剥離）	緊急時の対応
周産期の倫理に関する研修	助産師と倫理
助産師および後輩教育等に関連した研修	後輩指導・助産師教育
臨床推論　※更新申請のみ	臨床推論
	災害時対応
	意思決定支援（演習含む）
	ウィメンズヘルスケアに関する以下 4 項目から 2 つを選択 　・不妊，不育の悩みをもつ女性の支援 　・女性に対する暴力予防の支援 　・多様な性の支援 　・ウィメンズヘルスケア提供のための基盤能力

表 5-2　申請種ごとの学術集会に関する要件

申請種別	学術集会に関する要件
新規申請	指定学術集会への参加 1 回
2021 年までの更新申請	学術集会への参加・発表 3〜5 回（申請区分により異なる）
2022 年以降の更新申請	学術集会への参加 3 回

参考となる研修プログラム例

　ここでは，助産実践能力習熟段階（クリニカルラダー）® をステップアップするために必要な研修プログラムを例示する．

　研修を企画する看護管理者や教育担当者は，施設の機能や特徴，現在働いている助産師の経験（レベル）などを踏まえて，目的・目標・対象・講師・時期・内容・方法を検討し予算に合わせて，例示した研修プログラムを修正し，活用していただきたい*．

　研修プログラムを修正する際には，助産実践能力習熟段階（クリニカルラダー）® レベル新人～レベルⅣの到達目標（第Ⅲ章**表 3-3**，39頁）を確認し，研修対象者に合わせた目標を設定し，研修プログラムの内容を変更する．

　また，1つの研修でさまざまなレベルにある助産師を対象とする場合は，シミュレーションなど，それぞれのレベルのステップアップができるように工夫して企画する．たとえばシミュレーションでは，助産師のレベル別に目標を明示し，その目標に合った役割を与え，実施する．

　例示した研修の中には，レベル新人～レベルⅡ向けの「子宮収縮薬使用時の助産ケアのポイント」「異常分娩（回旋異常・肩甲難産）時の対応」なども入っている．レベルⅢ・Ⅳの助産師でも，知識の再確認や新たな情報を得る機会となるので，講師を務めるなどの工夫を行い，施設の助産師全員が研修に参加できるよう，動機づけを行うことも重要である．ぜひ，例示した研修プログラムを活用し，研修を実施してほしい．

　なお，研修時間については，2研修時間（152頁）を参考に設定していただきたい．

＊参考資料：「継続教育の基準 ver.2」活用のためのガイド．日本看護協会，2014.

1. 産科混合病棟におけるユニットマネジメント

研修名	産科混合病棟におけるユニットマネジメント
研修目的	産科混合病棟におけるユニットマネジメントに活用する.
研修目標	1. 産科混合病棟の実態と課題について理解することができる. 2. 産科混合病棟におけるユニットマネジメントの方法について理解することができる. 3. 所属施設における産科混合病棟のユニットマネジメントについて検討することができる.
研修時間	**主な内容**
【講義】 ●分	1. 産科混合病棟の実態と課題について 2. 所属施設における産科混合病棟のユニットマネジメントについて 　　1）所属施設の理念・機能・役割について 　　2）産科混合病棟のユニットマネジメントの方法について
【演習】 ●分	所属施設における産科混合病棟のユニットマネジメントについて 　　1）所属施設の現状と課題抽出 　　2）課題解決に向けた検討

参考資料：産科混合病棟ユニットマネジメント導入の手引き. 日本看護協会, 2013.

2. 助産師のキャリアパス・クリニカルラダーの基礎的理解

研修名	助産師のキャリアパス・クリニカルラダーの基礎的理解
研修目的	助産実践能力習熟段階（クリニカルラダー）® の概要を理解する.
研修目標	1. 助産師のキャリアパス・クリニカルラダーの構造を理解できる. 2. 助産実践能力習熟段階（クリニカルラダー）® に必要な教育プログラムについて理解できる. 3. 助産実践能力習熟段階（クリニカルラダー）® の評価および評価方法が理解できる.
研修時間	**主な内容**
【講義】 ●分	助産師のキャリアパスとクリニカルラダーについて 　　1）助産実践能力習熟段階（クリニカルラダー）® の作成経緯について 　　2）助産師のキャリアパスとクリニカルラダーの位置づけについて 　　3）助産実践能力習熟段階（クリニカルラダー）® の構造について 　　4）助産実践能力習熟段階（クリニカルラダー）® の教育プログラムについて 　　5）助産実践能力習熟段階（クリニカルラダー）® の評価および評価方法について

参考資料：• 助産実践能力習熟段階（クリニカルラダー）活用ガイド（2019 年度改訂）. 日本看護協会. 2020.
　　　　　　https://www.nurse.or.jp/home/publication/pdf/guideline/CLoCMiP_katsuyo.pdf
　　　　　• 日本看護協会：インターネット配信研修［オンデマンド］
　　　　　「助産師のキャリアパス・クリニカルラダーの基礎的理解」

3. 助産師のクリニカルラダーの評価と運用

研修名	助産師のクリニカルラダーの評価と運用
研修目的	助産師の実践能力強化に向けて助産実践能力習熟段階（クリニカルラダー）®の評価と運用方法を学び，所属施設の活動に活かす．
研修目標	1. 助産実践能力習熟段階（クリニカルラダー）®の評価方法について理解できる． 2. 助産実践能力習熟段階（クリニカルラダー）®の運用方法について理解できる． 3. 助産実践能力習熟段階（クリニカルラダー）® レベルⅢ認証に向けた申請準備ができる．
研修時間	**主な内容**
【講義】 ●分	1. 助産実践能力習熟段階（クリニカルラダー）®による評価の方法 　1）助産実践能力習熟段階（クリニカルラダー）®のレベルに応じた教育・学習内容について 　2）具体的な評価方法と判定基準について 2. 助産実践能力習熟段階（クリニカルラダー）® レベルⅢ認証制度
【演習】 ●分	助産実践能力習熟段階（クリニカルラダー）®の運用方法 　1）臨床における運用と実践事例 　2）助産実践能力習熟段階（クリニカルラダー）®導入後の評価方法と課題

参考資料： • 助産実践能力習熟段階（クリニカルラダー）活用ガイド（2019年度改訂）．日本看護協会．2020.
https://www.nurse.or.jp/home/publication/pdf/guideline/CLoCMiP_katsuyo.pdf
• 日本看護協会「助産実践能力習熟段階（クリニカルラダー）活用ガイド 解説編」

4. 産科マネジメントの基本

研修名	産科マネジメントの基本
研修目的	産科マネジメントについて理解し，所属施設の活動に活かす．
研修目標	産科病棟（混合病棟含む）におけるマネジメントのあり方について理解でき，所属施設での活動に活かせる．
研修時間	**主な内容**
【講義】 ●分	1. 周産期を取り巻く現状と課題について 2. 周産期領域における管理者の役割 3. 産科管理に必要なデータマネジメント
【演習】 ●分	1. 所属施設の機能と役割を踏まえた現状分析と課題の抽出 2. 抽出した課題をもとにした改善点の検討

5. 院内助産・助産師外来開設研修

研修名	院内助産・助産師外来開設研修
研修目的	院内助産・助産師外来を開設する.
研修目標	院内助産・助産師外来の開設に関する情報を得るとともに，所属施設において開設の準備または実施をすることができる.

研修時間	主な内容
【講義】 ●分	1. 院内助産・助産師外来の開設に向けて 　　1）わが国の母子保健施設の動向および助産師外来・院内助産開設の現状 　　2）病院における看護サービス提供のための組織づくり 　　3）院内助産・助産師外来開設の準備および運営における企画・実施・評価の方法 2. 院内助産・助産師外来の運営におけるリスクマネジメント
【演習】 ●分	院内助産・助産師外来の開設に向けた企画書作成と検討

6. 妊娠期のフィジカルアセスメント

研修名	妊娠期のフィジカルアセスメント
研修目的	妊婦健康診査のフィジカルアセスメントを実施する.
研修目標	1. 妊娠各期のフィジカルイグザミネーション項目が理解できる. 2. 所見を的確に言語化し，医療チームで共有できる. 3. アセスメントをもとに妊婦への生活アドバイスができる.

研修時間	主な内容
【講義】 ●分	1. 妊娠各期の特徴と妊婦健康診査について 2. ヘルスプロモーションについて
【演習】 ●分	1. フィジカルイグザミネーションと手技の確認について 2. 事例をとおした妊婦への生活アドバイスの検討

7. 分娩期のフィジカルアセスメント

研修名	分娩期のフィジカルアセスメント
研修目的	分娩期のフィジカルアセスメントを実施する.
研修目標	1. 入院時に必要なフィジカルイグザミネーション項目が理解できる. 2. 分娩進行を的確にアセスメントし，言語化でき，チームで共有できる. 3. フィジカルアセスメントの所見を産婦に説明できる.

研修時間	主な内容
【講義】 ●分	分娩各期の特徴とフィジカルイグザミネーションについて
【演習】 ●分	1. 内診所見の言語化と分娩進行について 2. 事例を通した統合シミュレーション

8.　産褥期のフィジカルアセスメント

研修名	産褥期のフィジカルアセスメント
研修目的	産褥期のフィジカルアセスメントを実施する．
研修目標	1.　産褥期のフィジカルイグザミネーション項目が理解できる． 2.　所見を的確に言語化し，医療チームで共有できる． 3.　アセスメントをもとに褥婦への母乳育児を含めた生活アドバイスができる．
研修時間	主な内容
【講義】 ●分	産褥期の特徴とフィジカルイグザミネーション項目について
【演習】 ●分	1.　フィジカルイグザミネーションと手技の確認について 2.　事例をとおした母乳育児（乳房ケア）を含めた生活支援の検討

9.　新生児のフィジカルアセスメント

研修名	新生児のフィジカルアセスメント
研修目的	新生児のフィジカルアセスメントを実施する．
研修目標	1.　新生児のフィジカルイグザミネーション項目が理解できる． 2.　所見を的確に言語化し，医療チームで共有できる． 3.　アセスメントをもとに褥婦およびその家族へのアドバイスができる．
研修時間	主な内容
【講義】 ●分	1.　新生児の特徴とフィジカルイグザミネーション項目の理解について 2.　フィジカルイグザミネーションと手技の確認について
【演習】 ●分	事例をとおした新生児の健康診査の検討

10.　胎児心拍数陣痛図に関する研修

研修名	胎児心拍数モニタリング研修
研修目的	母体および胎児の状態を的確に把握し，分娩期の胎児心拍数陣痛図の判読と対応を実践に活かす．
研修目標	1.　分娩期の胎児心拍数陣痛図の意義が理解できる． 2.　分娩監視装置モニターの基本的知識が理解できる． 3.　事例をもとに分娩時の対応を検討し，実践に活かすことができる．
研修時間	主な内容
【講義】 ●分	分娩監視装置モニターの判読と対応について 　　1）波形パターンについて 　　2）注意を要する胎児心拍パターンと対応
【演習】 ●分	事例をとおした胎児心拍数陣痛図の判読と対応についての検討

参考資料：日本医療機能評価機構　胎児心拍数モニターに関するワーキンググループ：産科医療補償制度　脳性麻痺事例の胎児心拍数陣痛図―波形パターンの判読と注意点．2014.
　　　　　http://shusanki.org/clipping_page.html?id=377

11. HTLV-1（ヒトT細胞白血病ウイルス1型）について

研修名	HTLV-1の理解とキャリアへの支援
研修目的	HTLV-1キャリアへの支援方法を学び，実践に活かす．
研修目標	1. HTLV-1と母子感染予防法が理解できる． 2. HTLV-1キャリアへの支援方法を学ぶ． 3. シミュレーションをとおしたHTLV-1キャリアへの支援を実施できる．
研修時間	**主な内容**
【講義】 ●分	1. HTLV-1と感染予防について 　1）母子感染の予防方法 2. HTLV-1キャリアへの支援方法
【演習】 ●分	HTLV-1キャリアへのカウンセリングシミュレーション 　1）カウンセリングスキルを用いた実践 　2）キャリア女性への意思決定支援の実践

参考資料：• 森内浩幸，他：HTLV-1母子感染予防対策　保健指導マニュアル（改訂版）．厚生労働省，2011.
　　　　　　https://www.mhlw.go.jp/bunya/kodomo/boshi-hoken16/dl/05_1.pdf
　　　　　• 山口一成，他：HTLV-1キャリア指導の手引．2011.
　　　　　　https://www.mhlw.go.jp/bunya/kenkou/kekkaku-kansenshou19/dl/htlv-1_d.pdf

12. 妊娠糖尿病について

研修名	妊娠糖尿病と糖代謝異常妊産婦への生活支援
研修目的	妊娠期における糖代謝異常について理解し，生活調整支援に活かす．
研修目標	1. 妊娠糖尿病の病態生理が理解できる． 2. 妊娠糖尿病の診断と治療について理解できる． 3. 糖代謝異常妊産婦への生活支援を実施できる．
研修時間	**主な内容**
【講義】 ●分	1. 妊娠期における糖代謝異常について 2. 妊娠糖尿病の診断と治療について 3. 糖代謝異常妊産婦への生活支援について
【演習】 ●分	事例を用いた糖代謝異常妊産婦への生活支援についての検討

参考資料：日本糖尿病・妊娠学会 編：糖尿病と妊娠に関するQ&A.
　　　　　https://dm-net.co.jp/jsdp/qa/

13. 妊娠高血圧症候群・HELLP 症候群・子癇の予防と対応

研修名	妊娠高血圧症候群・HELLP 症候群・子癇の予防と対応
研修目的	妊娠高血圧症候群，HELLP 症候群，子癇の病態などを理解し，予防と対応について理解できる．
研修目標	1. 妊娠高血圧症候群の病態と予防・支援方法について理解できる． 2. HELLP 症候群の病態とその対応について理解できる． 3. 子癇の特徴と発作時の対応について理解できる．
研修時間	主な内容
【講義】 ●分	妊娠高血圧症候群，HELLP 症候群，子癇の特徴と発症時の対応について

参考資料：日本妊娠高血圧学会 編：妊娠高血圧症候群の診療指針 2015．2015．
　　　　　https://minds.jcqhc.or.jp/docs/minds/hypertension_in_pregnancy/hypertension_in_pregnancy.pdf

14. 母体救急と産科出血

研修名	母体救急と産科出血
研修目的	緊急時の対応を学び，適切な対処行動をとる．
研修目標	1. 産科出血について基礎的理解ができる． 2. 産科出血時の対応と医療チームとしての連携について理解できる．
研修時間	主な内容
【講義】 ●分	1. 産科出血の特徴についての理解 2. 産科出血への対応についての理解
【演習】 ●分	産科危機的出血への対応フローチャートをもとにしたシミュレーション 　　1）産科出血時の自己の役割について 　　2）医療チームとしての役割について

参考資料：日本産科婦人科学会，他：産科危機的出血への対応指針．2017．

15. フリースタイル分娩の介助法

研修名	フリースタイル分娩の介助法
研修目的	フリースタイル分娩の介助法を学び，実践に活かす．
研修目標	フリースタイル分娩の介助法を学び，理解できる．
研修時間	主な内容
【講義】 ●分	フリースタイル分娩の介助法の理論と方法
【演習】 ●分	フリースタイル分娩の介助法

16. 異常分娩（回旋異常・肩甲難産）時の対応

研修名	異常分娩（回旋異常・肩甲難産）時の対応
研修目的	異常分娩（回旋異常・肩甲難産）時の対応を実践に活かす.
研修目標	異常分娩（回旋異常・肩甲難産）の状況と対応が理解できる.
研修時間	**主な内容**
【講義】 ●分	1. 回旋異常と肩甲難産の原因と症状について 2. 回旋異常と肩甲難産の検査と診断について 3. 回旋異常と肩甲難産時に助産師ができる対応について

17. 分娩施設における災害発生時の対応について

研修名	分娩施設における災害発生時の対応について
研修目的	災害発生時に対応ができるよう訓練を行う.
研修目標	所属施設における災害発生時のマニュアルを作成し, 全職員と共有し訓練を実施できる.
研修時間	**主な内容**
【講義】 ●分	1. 分娩施設における災害発生時の特徴について 2. 災害発生時に求められる対応について
【演習】 ●分	所属施設における災害発生時のマニュアル作成の検討

参考資料：日本看護協会：分娩施設における災害発生時の対応マニュアル作成ガイド. 2013.
　　　　　https://www.nurse.or.jp/home/publication/pdf/guideline/saigaitaio_jp.pdf

18. 助産倫理

研修名	助産倫理
研修目的	助産倫理に基づいた助産ケアが実践できる.
研修目標	助産業務の法的根拠を確認し, 妊産褥婦の価値を尊重した行動がとれる.
研修時間	**主な内容**
【講義】 ●分	助産倫理について 　1）国際助産師連盟（ICM）助産師の倫理綱領 　2）助産業務と法的根拠
【演習】 ●分	事例をとおした妊産褥婦および家族の価値を尊重した助産実践の検討

参考資料：• 日本看護協会：看護者の倫理綱領. 2003.
　　　　　　https://www.nurse.or.jp/home/publication/pdf/rinri/code_of_ethics.pdf
　　　　　• 国際助産師連盟：助産師の倫理綱領. 2014.
　　　　　　https://www.nurse.or.jp/home/publication/pdf/rinri/icm_ethics.pdf

19. 産科医療補償制度について

研修名	産科医療補償制度について
研修目的	産科医療補償制度について理解し，助産実践に活かす.
研修目標	産科医療補償制度について理解し，助産業務を見直すことができる.
研修時間	主な内容
【講義】 ●分	1. 産科医療補償制度について 2. 産科医療訴訟の特徴について
【演習】 ●分	事例を通した周産期医療における助産師の役割についての検討

20. 臨床推論

研修名	臨床推論
研修目的	臨床推論を助産師の教育や臨床現場に活かす.
研修目標	1. 臨床推論の基本的概念と意義を理解する. 2. 症候診断のプロセスを理解する. 3. 妊産婦の注意すべき症状の臨床推論について，事例を通して理解する.
研修時間	主な内容
【講義】 ●分	1. 臨床推論とは 2. 臨床推論プロセスのモデル 3. 臨床推論の思考のタイプ 　　1) 分析的思考と直観的思考 4. 症候診断のプロセス 　　1) 系統的な情報収集（LQQTSFA） 　　2) 解釈（スピードとトレンド） 　　3) 決断 5. 妊産婦の臨床推論のベースとなる知識 　　1) 呼吸器・循環器系のフィジカルアセスメント 　　2) 脳神経系のフィジカルアセスメント 　　3) 代謝系のフィジカルアセスメント 6. SBAR を用いた報告
【演習】 ●分	妊産婦の注意すべき症状（事例） 　　1) 呼吸困難 　　2) 意識障害 　　3) 腹痛 　　4) 発熱

　以下の5つのプログラムは，日本看護協会にて配信されるオンデマンド研修のプログラムである．

1．周産期における医療安全と助産記録

研修名	周産期における医療安全と助産記録
研修目的	医療安全とケアの質改善に活用する記録と助産記録について学ぶ．

	項目/主な内容
1	周産期における医療安全 　1．医療安全の基礎知識 　2．周産期医療における医療安全
2	助産記録と質改善 　1．助産記録と法的責任 　2．助産記録の目的・意義・必要性 　3．質改善に活用する助産記録のあり方
3	周産期における医療事故 　1．産科医療補償制度と医療事故 　2．原因分析と再発防止に向けた提言

2．子宮収縮薬使用時の助産ケアのポイント

研修名	子宮収縮薬使用時の助産ケアのポイント
研修目的	子宮収縮薬使用時の注意点と助産ケアのポイントについて学ぶ．

	項目/主な内容
1	再発防止委員会からの提言 　1．子宮収縮薬と医療事故
2	陣痛誘発と陣痛促進時の子宮収縮薬投与の基礎知識 　1．適応 　2．子宮収縮薬使用のための条件 　3．薬剤の種類と特徴 　4．薬剤の使用法
3	子宮収縮薬使用時の助産ケアのポイント 　1．子宮収縮薬使用について 　2．子宮収縮薬使用時の準備 　3．分娩中の観察と管理・ケア 　4．有害事象への対応

3. 臨床推論につなげるためのフィジカルアセスメント 呼吸/循環編

研修名	臨床推論につなげるためのフィジカルアセスメント 呼吸/循環編
研修目的	妊婦の身体状況を的確に把握・判断し, 呼吸/循環系に関連した正常経過からの逸脱状況の予測や対応について学ぶ.

	項目/主な内容
1	妊娠に伴う呼吸／循環系における母体の生理的変化 　1. 循環にかかわる妊娠による生理的変化 　2. 呼吸にかかわる妊娠による生理的変化 　3. 分娩時の循環動態の変化に寄与する因子とその他の変化 　4. 心疾患合併妊娠の実際
2	具体的事例を通した逸脱状況の予測と対応 　1. 呼吸/循環器のフィジカルアセスメントと臨床推論 　2. 事例紹介および逸脱状況の予測と対応

4. 臨床推論につなげるためのフィジカルアセスメント 代謝編

研修名	臨床推論につなげるためのフィジカルアセスメント 代謝編
研修目的	妊婦の身体状況を的確に把握・判断し, 代謝系に関連した正常経過からの逸脱状況の予測や対応について学ぶ.

	項目/主な内容
1	妊娠に伴う母体の生理的変化：糖代謝を中心に 　1. 妊娠と代謝系 　2. 妊娠糖尿病
2	具体的事例を通した逸脱状況の予測と対応 　1. 臨床推論とは 　2. 事例紹介 　3. 逸脱状況の予測と対応

5. 臨床推論につなげるためのフィジカルアセスメント 脳神経編

研修名	臨床推論につなげるためのフィジカルアセスメント 脳神経編
研修目的	妊婦の身体状況を的確に把握・判断し, 脳神経系に関連した正常経過からの逸脱状況の予測や対応について学ぶ.

	項目/主な内容
1	妊娠・出産期における中枢神経疾患への対応 　1. 妊娠・産褥期に遭遇する中枢神経疾患の概論 　2. 妊産婦に生じる中枢神経疾患についての知識の整理 　3. 中枢神経の異常に伴う症状へのアセスメントと対応
2	具体的事例を通した逸脱状況の予測と対応 　1. 脳神経系のフィジカルイグザミネーションと臨床推論とは 　2. 重症事例と助産師の対応（逸脱状況の予測と対応）

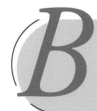

B ポートフォリオの作成

　助産師の人材育成に個人の業績や助産活動記録をファイルしたポートフォリオを活用している施設も多い．助産実践能力習熟段階（クリニカルラダー）®の運用上の総合評価にあたっても，自身の成長記録をポートフォリオで管理することを推奨する．ポートフォリオは単なる経歴ファイルではなく，助産師自らが目標をもち，個々の成長プロセス，獲得した能力，経験の蓄積やそれらの成果などを可視化したものである．経験や研修履歴などを記録に残すことで自分のキャリアを他者に伝える手段にもなる．また，助産実践能力習熟段階（クリニカルラダー）® レベルⅢ認証制度申請の際には自身の努力の証にもなる．

1 作成の実際

資料 5-1
日本看護協会
「2019 年度改訂助産実践能力習熟段階（クリニカルラダー）活用ガイド」

https://www.nurse.
or. jp/home/publica
tion/pdf/guideline/
CLoCMiP_katsuyo.
pdf
上記の p17 表 1-1 を
参照

　ポートフォリオはあくまで個人のものであるが，より効果的に活用していくためには，上司や先輩など支援者のかかわりも大切である．入職時にはファイルを配布し，活用方法について説明する．書式は施設オリジナルのものでも，掲載のシート例（**図 5-1，5-2**）を参考に個々人で作成してもよい．記録については負担が少なく継続して記載できる書式を整えることが望ましい．
　ここでは，ポートフォリオ作成方法の一例を記載する．

1）個人基礎データ

　今まで歩んできた経歴や資格などを一覧にすることにより，自分がいつどこで何を学び，何を経験してきたかを整理する．基礎データは進学や転職など，次のステップに向けた足がかりとして役立てることができる．

2）個人目標シート

資料 5-2
日本看護協会
「2019 年度改訂助産実践能力習熟段階（クリニカルラダー）活用ガイド」

https://www.nurse.
or. jp/home/publica
tion/pdf/guideline/
CLoCMiP_katsuyo.
pdf
上記の pp28-34 表
2-4 を参照

　入職時や年度の初めにはキャリアパス（**資料 5-1**）を作成し，目標を明確にすることが重要である．さらにレベル別達成目標（**資料 5-2**）をもとに各施設の状況に合わせた個人目標を立てる．目標は 1 年をめどに達成できる内容とし，行動計画として研修会の受講計画や助産実践の内容を具体的に記載する．目標面接を実施し，各施設の機能や状況に応じて，「倫理的感応力」「マタニティケア能力」「専門的自律能力」「ウィメンズヘルスケア能力」がバランスよく経験できる内容になるよう支援する．

3）研修など受講一覧，研修受講記録

　研修会を受講後は「受講日時」「研修名」「主催者」を一覧にし，受講証とともにファイルする．その際，研修受講記録として，目的・内容・感想・課題などをまとめ，一緒に保管することで研修内容の活用や実践に役立てることができる．研修会で配付された資料は量に応じて別ファイルで保管してもよい．助産実践能力習熟段階（クリニカルラダー）® レベルⅢ認証制度申請に向けた必

[MW5]

氏名 _____

助産実践報告書：分娩介助

No.	年齢	介助年月日	初経産	胎児人数	分娩所要時間	出血量	分娩形式	備考
例	35	H24.4.10	1 経産	1	8 時間 40 分	550 g	経腟	吸引分娩

※施設内のルールにもとづき適切に管理すること

[MW6]

氏名 _____

助産実践報告書：妊婦健康診査

No.	年齢	妊婦健診年月日	初経産	妊娠週数	指導項目もしくは助産診断など	備考
例	35	H24.4.10	1 経産	23 週	貧血予防	

※施設内のルールにもとづき適切に管理すること

図 5-1　助産師のポートフォリオシートの例 （左）助産実践報告書：分娩介助，（右）助産実践報告書：妊婦健康診査
〔日本助産評価機構ウェブサイト（https://josan-hyoka.org/personalidentification/application-new/）より〕

[MW7]

氏名 _____

学術集会参加記録

年　月　日	学術集会名	開催地

[MW8]

氏名 _____

研究発表および投稿記録（業績）

＊この用紙には、学術集会などにおいて研究発表を行った場合に記載しましょう。また、自分が共同研究者として携わった研究の発表や、雑誌などへの投稿も記載しましょう。

＜記載例＞

学術集会などでの発表
　氏名、共同研究者：（演題名）、（学会名）、（開催地）、（開催年月日）

雑誌などへの投稿
　氏名：（原稿テーマ）、（雑誌名の巻○号）：（掲載ページ数）、（投稿年月日）

発表記録

図5-2　助産師のポートフォリオシートの例　（左）学術集会参加記録、（右）研究発表および投稿記録（業績）
〔日本助産評価機構ウェブサイト（https://josan-hyoka.org/personalidentification/application-new/）より〕

須研修をあらかじめ一覧にし，受講の有無を記入していくと漏れがない．

4）助産実践報告書（分娩介助，妊婦健康診査，産褥期の健康診査，新生児の健康診査など）

助産実践は日々振り返り，一覧にまとめていくことが理想であるが実際に毎日行うことは煩雑である．助産実践報告書は各施設で整理されている分娩台帳や受診者一覧，受け持ちワークシートなどを活用して整理するのも一案である．可能であれば，ワークシートなどはまとめやすい書式に変更する．また，電子カルテを採用している施設では CSV 化したデータで管理することもできる．その際は個人情報を匿名化する，または削除するなど各施設のルールに基づき適切に管理することを忘れてはならない．

5）集団指導実践記録（母親学級，両親学級，退院指導など）

集団指導を実施した際には「実施日時」「集団指導名」「対象者数」を記載し，一覧にする．運営にあたっての感想や課題も記載するとよい．予約制の場合は予約一覧表などを参考に作成してもよい．

6）プライマリーケース一覧

交替制勤務の中では 1 人の妊婦を複数人の助産師で継続して担当することが多い．情報共有のために使用した記録や計画，カンファレンス議事録などを活用しながらケースをまとめファイルする．

7）学術集会参加記録

学術集会に参加後は「参加日」「学術集会名」「開催地」を一覧にし，参加証とともにファイルする．研修受講記録同様，目的・内容・感想・課題などを別紙にまとめ一緒に保管してもよい．

8）研究発表および投稿記録

学術集会などで研究発表した場合や共同研究者として研究に携わった研究の発表について記載する．論文投稿や雑誌への投稿についても合わせて記載する．抄録や原稿を一緒にファイルしてもよい．

9）教育・社会活動など記録一覧

その他，助産実践に限らず院内外での業績について整理する．院内においては委員会やチームリーダー，プリセプターなど，院外では専門職能団体や研修講師，地域活動について期間や活動内容を記載する．

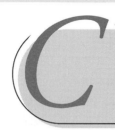

C 総合評価

1 評価の目的

　助産実践能力習熟段階（クリニカルラダー）®（以下クリニカルラダーとする）の評価は，助産師個人の実践能力を保証することにつながる．また，助産師自らが描いたキャリアビジョンの実現に向けての見通しをもち，次の課題に向けて具体的な行動計画を立案できるように支援するものである．

　クリニカルラダーにおける評価とは，助産師個人の成長とそのプロセスを事実に即して公正に評価し，承認することである．

2 クリニカルラダーの総合評価

　組織や社会の中で助産師としての職能を発揮し役割を果たしているかということに関して，助産師自ら評価するだけでなく，他者からの客観的評価を受ける必要がある．クリニカルラダーのレベルをステップアップするためには，獲得しておくべき技術や知識，経験すべき助産業務がある．助産師個々の目標が異なっているとしても，社会から求められる助産師としてのあるべき姿を目指し，その役割を果たしていけるよう自己研鑽していかなければならない．

　クリニカルラダーの総合評価とは，ラダーレベルを踏まえた教育プログラムに沿って学習し経験を積んできた助産師が，目標を達成してそのラダーレベルに到達しているかを確認することであり，助産師のレベルを決定してその評価を共有することができるものである．

　総合評価は，複数人で評価するため客観性を保つことができる．基本的には，被評価者である助産師個人の自己評価，教育担当者や同僚・先輩が行う他者評価，そして師長や副師長などの上司評価の3者の評価を合わせて，ラダーレベルを決定していく．他者評価者がいることで，上司が気づいていない場面での評価が可能になり，より客観的で公平な評価につながる．

　総合評価は，3者の面接にて実施することが特徴である．面接は，年度末などのクリニカルラダーレベル評価時に実施する．被評価者である助産師個人と他者評価を実施する者，そして上司評価を実施する師長または師長が適任と判断した者が，面接の際に相互に見解を伝え合う．そのために，面接する環境を整備することが必要である．場所は，プライバシーの確保が可能な個室を準備し，被評価者に対して，面接時には誰が同席するかを伝えておく．時間は，30分程度であることが望ましい．長時間になると被評価者，評価者ともに負担感

が増強し，適切で効果的な評価の実施が困難となる．

　準備として，「助産実践能力習熟段階　総合評価シート」に 3 者があらかじめ評価を記載しておき，面接時にその内容について各自が見解を伝え合い，ラダーのレベル評価「A」「B」「C」「D」を行う（173，180〜181 頁参照）．評価の根拠となった事項や場面，業務の内容について意見交換を行うことで，被評価者が納得したラダーレベル評価を実施できる．なお，クリニカルラダーレベル評価時における面接のポイントは，以下のとおりである．

①面接の原則を守ること
- 被評価者の話や考えを聞き，そのあと被評価者の意向に対応していく．
- 成長している部分，努力している部分など，承認することを忘れない．
- 職場への貢献に対して感謝の意を表する．

②全国共通の助産師育成ツールを活用した公正な評価と人材育成を目指す
- 被評価者と評価者の評価結果に，乖離が生じないように意見交換を行う．
- クリニカルラダーを全国共通の助産師育成ツールとして活用する．

③被評価者と評価者とが評価結果に合意すること
- 被評価者一人ひとりの現状や目標，期待に即して丁寧に対応することが大切である．そのためにも日頃からの円滑なコミュニケーションを心がける．

　クリニカルラダーに基づいた評価をすることで，部署と個人の目標がより具体的になり，段階を踏みながら助産師のキャリア発達支援や教育支援などができる．また，適切な時期に評価をすることで，他者・上司などの評価者から多角的なフィードバックや承認を受けることができ，被評価者のモチベーションの向上・維持に活用できる．すべての施設がクリニカルラダーの評価において共通のツールを活用することにより，統一した視点で，より客観的に個々の助産師を評価することが可能となる．また，施設を越えてレベルの認識を統一することもできる．

● 面接は計画的に実施する（5W1H を明確に）

　いつ，どこで，誰が，何を，なぜ，どのように面接を実施するかを明確にしておくことが必要である．そして，面接では，双方がその役割と責任を理解して十分に準備することが，公正な評価につながるという認識が必要である．

3　被評価者と評価者

　被評価者は助産師個人であり，すべての助産師が自己評価を行う．助産師個人が，専門職として自信と誇りをもち役割を遂行していくこと，そして自己のキャリアについて考える機会をもち，主体的にキャリア発達に取り組むことが重要である．助産師はそこにクリニカルラダーを活用し，クリニカルラダーのレベル評価を行うことで，新人のときからレベルを意識しながらキャリア開発を行うことができる．

　1 人の助産師に対して複数人が評価することで，客観性や公平性を保つことがこのクリニカルラダー総合評価のねらいである．そのため，「助産師個人

（被評価者）が自己評価をすること」「実践内容について適切に評価することができる者が他者評価をすること」の2点が重要となる.

他者評価・上司評価に関しては，以下を評価者とする.

「他者評価」を行う者

- 被評価者である助産師本人から依頼を受けた者
- 被評価者である助産師本人の助産実践などを直接観察することができる者
- 被評価者である助産師本人の同僚あるいは先輩または後輩など
- 「レベル新人」や「レベルⅠ」においては，教育担当者やプリセプターなど，被評価者である助産師本人をよく理解し助産業務内容を観察することができる者，指導的立場にある者

他者評価の担当者が，日々の助産業務における知識や技術，判断状況の評価を可能にするため，意図的に被評価者の業務実践内容や自立度などの行動を観察することが求められる.

レベル新人の評価においては，業務内容についてよく観察することができる教育担当者やプリセプターなどが実施することが適切である. また，レベルⅠ〜レベルⅢの助産師の評価は，先輩助産師やリーダーなどが実施することが望ましい. そのため評価者は，意図的に被評価者の業務内容を確認することが必要であるとともに，振り返り内容についてレベル評価時に活用できるように状況をメモしておいて，他者評価を行う者に情報提供していく役割を自覚しておく. 上司である師長などがより客観的で公正な評価を実施するためには，積極的に情報を収集してクリニカルラダーレベルの評価に臨む姿勢が大切である.

「上司評価」を行う者

- 師長
- 副師長や主任，教育委員など，師長が適任と判断した者

誰がクリニカルラダーのどの項目を重点的に評価するか，それぞれのカテゴリー〈倫理的感応力〉〈マタニティケア能力〉〈専門的自律能力〉〈ウィメンズヘルスケア能力〉ごとに担当者を決めてもよい. また，各施設の状況や教育体制などに応じて，評価者を決定することができる.

師長が看護師の場合，〈マタニティケア能力〉の評価は，助産実践内容を適切に評価しレベルの到達状況を判断することのできる者，すなわち助産師である副師長や主任助産師，リーダー助産師などが行うことが望ましい.

4 評価の時期

評価の時期は，クリニカルラダーのレベルによって異なり，推奨する時期を以下に示す.

1 レベル新人

入職時，3か月後，6か月後，9か月後，11〜12か月後.1年間に合計5回実施する.

- 入職時は，助産師個人のレディネスを把握する目的がある.
- 年度末には年間評価を実施し，「レベル新人」の目標の到達度を確認し，今後「レベルⅠ」に向けて取り組むべき課題を明確にし共有する.

回数は多いが，新人に対しては，助産師としてのスタートであるこの1年間に，手厚くきめ細かく評価し，対応していくことが重要である.プリセプターなど教育担当者が新人の習熟状況を把握して新人と共有し，目標達成に向けてのコーチングを行っていくためにはこの回数が必要であるため，可能な限りこれらの時期に評価することが望ましい.

2 レベルⅠ

9月頃（年度開始から約6か月後）の中間評価と年度末の年間評価，1年間に2回実施する.

- 被評価者が自己の目標に沿った計画・実践・評価することを支援する.

3 レベルⅡ，レベルⅢ，レベルⅣ

1年間に1回，年度末に実施する.

- 1年間の成果を助産師個人と同僚，先輩，上司らが共有し，クリニカルラダーのレベルごとの目標達成状況を明確にする.そして，被評価者である助産師個人がレベルアップに向けて次の課題を設定し，それを上司やチーム内で共有する.

5 評価のためのツール

1 評価ツールとなるもの

評価に携わる管理者は，どのようなものが評価に活用できるかを理解し，計画的に活用していく.以下にクリニカルラダーの評価に活用できるツールを紹介する.

● 助産実践能力習熟段階（クリニカルラダー）® 「総合評価シート」 （資料5-3）

資料5-3
日本看護協会
「2019年度改訂助産実践能力習熟段階（クリニカルラダー）活用ガイド」

https://www.nurse.
or.jp/home/publica
tion/pdf/guideline/
CLoCMiP_katsuyo.
pdf
上記の pp60-61 表4-2を参照

　総合評価シートを活用することで，施設によって状況や役割が異なっていても，どの施設でも同様の視点で個々の助産師のレベルの到達状況を確認することができる．そのため，個々のレベルの確認と次の課題を明確にするために，すべての施設において，この総合評価シートを活用することが推奨される．

　この助産実践能力習熟段階（クリニカルラダー）® は，助産師自身のエンカレッジにつながるようにレベルを承認していくことが目的となっているため，共通のツールとして全国で活用できる．

●「新卒助産師研修ガイド」（日本看護協会）

　新卒助産師として習得すべき知識や技術，課題を明確にするために使用できる．新卒助産師としてどのような項目を学習する必要があるか，そして，学習した内容を理解しているか，実践した業務内容が自立に向けてどの段階にあるか，などを明確にすることができる．業務の振り返りなどで，定期的に活用することが望ましい．

●「医療機関における助産ケアの質評価 第2版」（日本看護協会） （資料5-4）

資料5-4
「医療機関における助産ケアの質評価 第2版」

https://www.nurse.
or.jp/home/publica
tion/pdf/fukyukeiha
tsu/josancare_hyou
ka.pdf
上記の pp3-20を参照

　クリニカルラダーのレベル達成を確認する際に，自己の実践状況の判断や自己の課題発見に活用することができる．「すべての項目が2以上であること」「80%以上でクリアとする」などの基準は，各施設で検討して決めておく必要がある．

　この「医療機関における助産ケアの質評価」には，医療機関における助産ケアの質評価基準と自己評価表が記載されている．項目は，「ケアリング」「妊娠期の診断とケア」「分娩期の診断とケア」「産褥期の診断とケア」「新生児期の診断とケア」「母子訪問」「助産ケアの機関・施設の機能（管理者用）」である．

　特に，「ケアリング」の5項目は，ケアする助産師の姿勢を評価するものであり，直近でケアを提供した事例を具体的に思い浮かべながら自己評価するとよい．この自己評価を確認して，クリニカルラダーの〈倫理的感応力〉のケアリングの姿勢を評価することができる．

　「妊娠期の診断とケア」「分娩期の診断とケア」「産褥期の診断とケア」「新生児期の診断とケア」を自己評価することで，クリニカルラダーの〈マタニティケア能力〉における妊娠期・分娩期・産褥期・新生児期の診断とケア，分娩期の配慮の視点について評価できる．

　「医療機関における助産ケアの質評価」はラダーレベルⅠ〜レベルⅣのレベル評価時に活用することが可能である．また，レベル新人の場合は，「新卒助産師研修ガイド」も同時に活用することで，効果的・効率的に評価することが可能である．

　その他には，各施設で独自に作成した「スタッフ育成のためのツール」があれば，それも活用する．自施設での評価ツールに値するもの，自施設の特徴を

活かして役割を発揮していくためのものとして，助産師のレベルを評価するときに活用できるツールを選択する．

② レベルの確認に活用することができるもの

　次に示すものは，評価者がレベルの評価や確認に活かすことができる評価ツールとその活用例である．

● 1　クリニカルラダーの各レベルに対応した教育プログラム（資料5-5）

　ここには，ラダーのレベルごとに教育プログラムが記載されている．これらの内容を理解して，その施設の助産師が活用できるものを選択することが必要である．管理者はこのプログラムを参考にして教育目的を確認し，記載されている教育方法や教育内容を参考に，施設における学習会の開催などに役立てることができる．そして，「教育の評価」の項目にある内容を実施することで，クリニカルラダーの総合評価に活用することができる．また，これらを参考にして，ラダーのレベルアップのために，助産師個人が学習計画を立てることもできる．

資料 5-5
日本看護協会
「2019 年度改訂助産実践能力習熟段階（クリニカルラダー）活用ガイド」

https://www.nurse.
or. jp/home/publica
tion/pdf/guideline/
CLoCMiP_katsuyo.
pdf

上記の pp41-52 表
3-2〜3-6 を参照

● 2　国際助産師連盟（ICM）助産師の倫理綱領・日本看護協会看護者の倫理綱領

　被評価者が内容を知っているか，内容をどの程度どの程度理解しているか確認し，倫理的感応力における行動を評価するときに活用する．日々の助産業務において，倫理を意識した行動がとれているかなどの確認をする．

● 3　施設（病院）理念・看護部理念・患者の権利宣言など

　所属する施設の理念や看護部の理念を理解しているか，理念に基づいた行動がとれているかを確認することで，業務実践における姿勢などを評価できる．また，組織の一員としての行動がとれているか，妊産褥婦を尊重した行動がとれているかを確認する．看護部の理念と照らし合わせて助産業務に従事する姿勢を観察し，責任ある行動を実践しているかを確認する．

● 4　服務規程・就業規則

　助産師として，部署の一員として，そして社会の一員として，適切な行動を実践しているかを評価する．助産業務内容に限らず，社会人としてのマナーや，道徳的な行動を実践できることを確認する．

● 5　人事情報・教育情報

　被評価者の業務経験歴を確認する．評価者は被評価者の強み・弱みを確認し，効果的な教育指導を計画し実践する．被評価者が作成したポートフォリオでも経歴や強み・弱みを確認することができる．
　また，被評価者の教育背景を把握し，学習状況を確認することができる．被

評価者の興味のある事項を確認し，能力開発を支援する．

◉ 6　目標管理シート

　被評価者は病院の課題，病棟目標に従って自己の課題を明確にする．評価者は課題達成のための方法を検討し，積極的な業務実践ができているかを確認する．

　面接を通して，被評価者の自己課題が適切であること，その課題がレベルアップにつながることを確認し合い，成長を支援することができる．

◉ 7　助産業務基準・助産基準・助産手順

　被評価者が助産実践の業務内容を理解し，手順を習得して責任をもって行動することができているかを確認することができる．また，業務の自立状況の確認にも活用でき，事故防止につなげることもできる．日々の助産業務を，根拠に基づいて実施しているか，確認することにもつながる．

◉ 8　助産記録基準

　助産師にとって助産記録を正確に記載することは重要課題である．必要事項を正確に記載しなければならないこと，開示に対応できる記録を心がけなければならないことなどを，被評価者が自覚して行動できているか確認する．

◉ 9　研修受講状況がわかる資料（受講証・修了証など）

　「5　人事情報・教育情報」に準じる活用が可能である．

◉ 10　OJT（on the job training）チェックリスト

　業務の経験状況，自立度，今後の課題を明確にすることで，特に〈マタニティケア能力〉の向上につなげる．

◉ 11　アクシデント・インシデントレポート

　アクシデント・インシデントに関するレポートは重要な報告書である．事実をとらえ，それを正確に記載できることが必要である．また，アクシデント・インシデント要因を分析して再発防止に取り組む過程は，問題解決のプロセスである．問題解決の方法を理解しているか否かにより，〈専門的自律能力〉を確認することができる．同時に，被評価者の問題解決のための実践状況をモニタリングすることにより，助産師個人の組織への影響力を確認することができる．

◉ 12　ケースレポート

　被評価者が展開したケースレポートから，看護過程，助産過程を理解することができる．特に，アセスメント内容やケア実践を評価することで，〈マタニティケア能力〉の評価につながる．

◉ 13　立案した助産計画

　根拠をもってアセスメントができているかを確認する．単に経験知からのみ

ではなく，判断の根拠を明確にし，その結果につながっているか確認する．助産師としての〈マタニティケア能力〉を直接確認できる内容である．また，助産計画についての振り返りを通して，アセスメント能力の向上につなげることが可能となり，レベル向上に効果的である．

● 14 研究発表内容・原著論文など

研究発表内容も原著論文もポートフォリオに記載する内容である．助産師自身の実践経験となり，助産業務の根拠を明確にすることに役立つ資料となる．研究に関しては，〈専門的自律能力〉の確認に活用することができる．

● 15 取得資格（アロマセラピー・マタニティヨガなど）

幅広く知識を獲得することで，〈専門的自律能力〉が向上し，豊かな人間性が育まれる．助産ケアを豊かにするために必要な資格を取得することは，助産師としての活動の幅を広げることであり，経験知を積んでいくことにもなる．このような取り組みも評価し，継続的に支援を行う．

このようにさまざまな評価ツールが存在しており，活用の用途も幅広い．これらをすべてラダーのレベル評価で活用することは困難である．レベルごとに，またはカテゴリーごとに，ツールを選択して活用していく．実践内容を確認するためのもの，支援を具体的に実施しレベルアップにつなげることが可能なものなど，それぞれにどのツールを活用するか，施設内で話し合って決めておくことが必要である．

すべての施設が同一のツールを活用することで，統一した視点で客観的に助産師のレベルを評価することにつながり，施設を越えてレベルの認識を統一させることが可能となる．

● 1つの事象をもとに，複数の項目について，同時に評価していく

たとえば，業務改善の取り組みを研究的にまとめた場合は，その内容によって，「クリニカルラダーの各レベルに対応した教育プログラム」や「医療機関における助産ケアの質評価」，そして「ICM助産師の倫理綱領・日本看護協会の看護者の倫理綱領」を参考にすることで，クリニカルラダーの項目は〈研究〉だけではなく，〈コミュニケーション〉〈リーダーシップ〉〈倫理〉などについて評価することも可能となる．

管理者は，カテゴリーのレベルごとの内容を理解し，このカテゴリーの評価のためにどのようなツールを活用することが最適かを考えておく．そのためには，どのツールに何が記載されているのか，内容を十分に理解しておくことである．

3 助産師の実践能力を可視化するためのツール

助産師の実践能力を確認するために活かすことができるツールには，以下のものがある．

①業務や行動の振り返り

②参加観察法による他者からの情報

③レポートなどの記録物

④場面を再構成できるような事例を用いたレポート

⑤面接

⑥ポートフォリオ

　これらのツールは，クリニカルラダーのレベルごとに，カテゴリーに合わせて適切な方法を選択し組み合わせて活用する．

　たとえば，レベル新人やレベルⅠの助産師の日々の業務における自立度を評価する場合は，「①業務や行動の振り返り」や「②参加観察法」にて評価することが効果的である．レベル新人に対しては，日々経験項目を確認し，初めての助産ケアについては先輩の支援のもとに実践していく．そして，業務終了時にその状況を振り返り，そのケア項目が自立してできるか否かを確認することが，「①業務や行動の振り返り」となる．これは，レベル新人の業務実践内容を確認し，次回の業務を正確に，そして安全に実施することができるように，支援するものである．

　「②参加観察法」とは，日々の業務における行動状況を観察して評価することである．評価者として，個々の助産師（被評価者）の行動を観察することのできる教育担当者やリーダーなどがその役割を担うことができる．

　「③レポートなどの記録物」は，すべてのレベルの評価対象に必要なものではない．どのレベルの，どのカテゴリーの評価のために，どのようなテーマでのレポート作成が必要であるかを，自施設の役割や機能に応じた助産師の経験内容や状況に基づいて検討する必要がある．レポート作成における提出期限や文字数などの詳細な規定も，それぞれの施設で検討する．

　クリニカルラダーにおけるマタニティケア能力の助産過程の展開状態を評価する場合は，事例検討やケースレポートなどのレポートの記載内容で評価することが可能である．これらは助産過程を文章でまとめたものであるため，助産診断の根拠やアセスメント内容，実践したケアの評価内容を他者が理解することができ，レベルの到達度を確認することができる．「④場面を再構成できるような事例を用いたレポート」では，〈マタニティケア能力〉に加え，〈コミュニケーション力〉，〈倫理的感応力〉や問題解決力についても評価することが可能である．

　レポートにより〈マタニティケア能力〉を評価する場合は，複数人がレポートを読み評価することも可能である．しかし，〈マタニティケア能力〉の評価については，業務の経験年数が長い先輩といえども，看護師が他者評価を実施するよりも，助産師が実施するほうが望ましい．

　「⑤面接」については前述のとおりである（169～170頁参照）．

　「⑥ポートフォリオ」は被評価者である助産師の学習歴や活動歴をファイリングしたものであり，助産師の経験の蓄積である．総合評価の際は今までの助産実践の評価につながり，被評価者の理解を深め，今後の目標設定にも役立つものとなる．ポートフォリオの作成については165頁，活用については182頁を参照していただきたい．

総合評価に関する用語の説明

　クリニカルラダーレベルのステップアップのため，またクリニカルラダーレベルⅢの認証申請のために獲得しておくべき技術や知識，経験すべき助産業務があることは先に述べた．申請要件の項目，たとえば分娩介助や妊婦健康診査などにおいて各施設の経験内容に相違が生じないよう，具体的に基準を示す（**表5-3**）．

 評価の実際

 評価にかける時間と準備

　1回の評価にかける面接時間は，30分程度が望ましい．評価は，1日で終了してもよく，2～3日にわたって実施してもよい．数日かけて実施する場合は，項目ごとに分けて計画的に行う．各施設の実情に合わせて評価日程を調整し，計画的に行うことが重要である．

　助産師本人（被評価者）と評価者は，クリニカルラダーを活用した適切な評価が実施できるよう準備するため，面接の目的を事前に確認するとともに，最低2日前までには日程の調整を行う．

　実際の評価の場では，疑問点の解消や状況の確認にとどめられるように，準備として事前に総合評価シートに記入しておく．

 評価の場所

　プライバシーの保護が可能な個室を準備して，評価を実施する．また，他者・上司が適切な評価を実施するために，プリセプターや教育担当者などから被評価者の業務における知識や技術などの実践レベルに関する情報を得る場合も，同様にプライバシーが保護できる場所を選択する．

 評価を受ける助産師

　さまざまな業務のチェックリストや各種レポート類，分娩介助記録，研修受講修了証などは，助産師本人（被評価者）の重要な経験記録であり，財産である．それらはすべてポートフォリオで管理していくことを推奨する．

 評価者トレーニング

　被評価者はすべての助産師である．そのため，自己評価を適切に実施できることが重要である．ゆえに看護管理者だけではなく，助産スタッフ全員がクリ

表5-3　「総合評価」，レベルⅢ申請要件における用語の定義

用語	定義	備考・注意
分娩介助 1例	①経腟分娩介助は直接介助を1例とする．分娩第1期から第4期まで，助産診断に基づいたケアを実践したものを1例とする ②分娩第2期からの直接介助は1例としてよい ③緊急帝王切開では，分娩第1期の経過をケアしていれば1例とする（新生児の対応までは行わなくてもよい） ④助産実習で，指導しながら分娩介助した1例もカウントする ＊申請の要件としては，分娩介助例数のうち70%以上は経腟分娩とする（予定帝王切開は含まない）	＊原則会陰保護を含む分娩介助 ＊死産は含めない
新生児の健康診査 1例	①分娩室または手術室で出生直後の新生児の健康診査 ②日々の新生児の健康診査	＊新生児のバイタルサインチェック，フィジカルアセスメントを含む
妊娠期の健康診査 1例	助産師外来に限らず，医師の産科外来での妊婦の計測および生活の調整のための保健指導	＊入院中の妊婦の妊婦健診や計測は含まない ＊産科外来における妊婦健診の経験を積むこと
産褥期の健康診査 1例	①分娩第4期以降～退院までの日々の産褥期の健康診査 ②退院診察および産褥1か月健康診査も含む	＊褥婦のフィジカルイグザミネーション，アセスメントを含む
プライマリー （妊娠・分娩・産褥期） ケース1例	妊娠期，分娩期，産褥1か月健康診査までのある一定の期間，対象および新生児，家族に継続して助産診断に基づいたケアを実践した事例を指す ＊分娩介助を必須としない ＊助産学生のときの継続事例は含まない	例） ・妊娠期から継続して受け持ち分娩介助した事例 ・分娩当日から退院までの産褥期のケア ・産後入院中の母子への母乳育児支援
集団指導 （小集団指導含む）	母親学級，両親学級，退院指導，沐浴指導などにおいて実際の指導を行うこと ＊指導の企画～運営，評価までを含む	＊院内外の集団指導も含む ＊企画とは指導案作成も含む ＊評価は自己評価も可とする

〔助産実践能力習熟段階（クリニカルラダー）活用ガイド．p67，日本看護協会，2013を参考に筆者作成〕

ニカルラダーの構造や各レベルの到達目標を理解できるよう，学習会などを企画する．そこでは，具体的な事例を用いてラダーレベルの評価を実践することが重要である．そのうえで，「評価しにくいところはないか？」「理解しにくいところはないか？」などの疑問や質問を出し合って，解釈内容を共有しレベル評価における認識を統一しておく．

⑤ 総合評価のしかた

　前項までで，被評価者が目標とするクリニカルラダーレベルをクリアし，次のレベルへと進んでいけるかを総合評価するために，評価方法や活用するツール，それらをどう使用するかを述べた．ここでは，総合評価シートの活用方法について説明する．

● 総合評価シートの評価基準

　総合評価シートには，クリニカルラダーの4つの構造である〈倫理的感応力〉〈マタニティケア能力〉〈専門的自律能力〉〈ウィメンズヘルスケア能力〉のそれぞれに評価基準が示されている．〈倫理的感応力〉については，ケアリングの姿勢やケアリング理論の日々の助産実践への応用，その振り返りができているかを評価基準としている．〈マタニティケア能力〉については，妊娠期・分娩期・産褥期・新生児期の診断とケアが，レベルに応じた責任のもと自律して実践できているかを，日々の助産実践を通して評価する．〈マタニティケア能力〉は，助産師が所属している施設に関係なくあらゆる助産師にとっての必須能力であり，助産実践能力を評価するうえで大事な項目である．〈専門的自律能力〉に関しては，〈教育〉〈研究〉〈コミュニケーション〉〈倫理〉〈管理〉それぞれに評価基準を示している．さらに，〈管理〉は《安全》《経済性》《リーダーシップ》の小項目ごとに助産師として必要な基本姿勢と態度，自己研鑽についての評価基準が示されている（**資料 5-6**）．〈ウィメンズヘルスケア能力〉は，「女性のライフサイクルの観点から対象理解」「リプロダクティブ・ヘルス/ライツに基づく支援」で評価する（**表 5-4**）．

● 総合評価シートの活用

　評価にあたっては，まず被評価者の現在のラダーレベルの「評価基準」を確認する．次にクリニカルラダーの各カテゴリーに定められた助産実践能力の到達目標が達成できているかみていく．たとえば，現在レベルⅠの助産師の〈マタニティケア能力〉を評価する場合，レベルⅠの《情報収集》から《評価》の項目まで6つの実践能力（**資料 5-7**）が獲得できているか評定し，それらを総合して自己評価，他者評価，上司評価としてそれぞれ「A」「B」「C」「D」の

資料 5-6
日本看護協会
「2019 年度改訂助産実践能力習熟段階（クリニカルラダー）活用ガイド」

https://www.nurse.or.jp/home/publication/pdf/guideline/CLoCMiP_katsuyo.pdf
上記の pp60-61 表 4-2 を参照

資料 5-7
日本看護協会
「2019 年度改訂助産実践能力習熟段階（クリニカルラダー）活用ガイド」

https://www.nurse.or.jp/home/publication/pdf/guideline/CLoCMiP_katsuyo.pdf
上記の pp28-34 表 2-4 を参照

表 5-4　〈ウィメンズヘルスケア能力〉の評価基準

評定	評価	内容（目安）
4	指導できる	支援に必要な知識や支援などについて，教育的指導を行い，評価することができる．
3	自律して実践できる	対象に対し，自律してウィメンズヘルスケアの支援を計画・実施・評価することができる．
2	助言のもとに実施できる	対象に対し，指導や助言を受けながら，自らウィメンズヘルスケアの支援を計画・実施し，評価することができる．
1	知識として理解している	ウィメンズヘルスケアについて学習し，支援などに必要な医学的知識，支援に活用できる地域資源，関連する法律などについて理解することができる．

〔2019 年度改訂助産実践能力習熟段階（クリニカルラダー）活用ガイド．p70，日本看護協会．2020 より〕

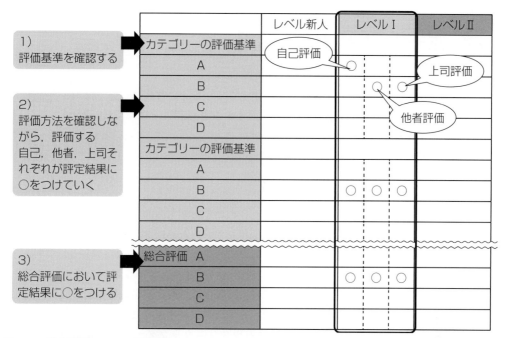

図5-3　総合評価シートの記入例
〔2019年度改訂助産実践能力習熟段階（クリニカルラダー）活用ガイド．p66，日本看護協会，2020より改変〕

表5-5　〈倫理的感応力〉〈マタニティケア能力〉〈専門的自律能力〉の評価基準

評定	評価	内容（目安）
A	よくできる	自ら取り組み実践できる
B	できる	一通りできる．少しの支援（10〜30%程度）を受ければできる
C	努力を要する	50%以上の支援を受ければできる
D	非常に努力を要する	全面的な支援を必要とする

〔2019年度改訂助産実践能力習熟段階（クリニカルラダー）活用ガイド．p57，日本看護協会，2020.〕

評価欄に〇を書き入れる（**図5-3**）．

　評定「A」「B」「C」「D」の基準は**表5-5**を参照していただきたい．最終的に総合評価シートに記入された評定が，すべての項目かつ3者において「A」か「B」判定となったところで，そのレベルが達成されたと総合評価する．目標としたレベルの達成を確認したところで，次のレベルの到達目標を共有する．

　レベル達成には「B」判定以上が条件であり，「A」判定は必須ではない．ここで「C」判定以下であった場合は，「B」判定にステップアップできるよう，指導者は技術や知識，実践能力などの習得の場を提供するなどの支援を行う．自己評価，他者評価，上司評価すべてが「A」となった場合，総合評価は「A」であり，1人でも「B」評価があれば，総合評価は「B」となる．

　なおクリニカルラダーレベルⅢ認証制度の申請のためには総合評価「B」以上，更新では総合評価「A」が必要である．

ポートフォリオの活用

作成したポートフォリオ（ポートフォリオの作成については 165 頁参照）は助産実践能力習熟段階（クリニカルラダー）® レベルⅢ認証に向けても活用できる.

1　ポートフォリオの活用

ポートフォリオは，一人ひとりの助産師が主体的に活用することが何よりも重要であるが，より効果的に活用していくためには，上司や先輩などの支援者のかかわりも大切である.

看護部の教育体制として，採用時のオリエンテーションの際などにポートフォリオの意義や活用方法について説明し，専門職業人としての成長についての理解を促すことが望ましい. 入職時にファイルを渡し，活動歴として随時記録していくよう指導する. その後クリニカルラダーレベル評価時，卒後フォローアップなどのタイミングを利用してポートフォリオの作成状況を確認し，さまざまなキャリア発達支援の場面で活用していく.

評価面接やキャリア発達に関する面談などの際には，ポートフォリオを参考にしながら，獲得した能力，経験の蓄積やそれらの成果を確認することにより助産師としての努力や成長を認める. また，目指すゴールと現状を比較して今後の課題を明確にする. これらが明らかになることで，課題達成に関連した研修会や学会などの学びの機会を提示することもできる. 自身のキャリアに行き詰まったり悩んだりしたとき，これまでの記録から自分を見直したり，目指す目標を見つけたりするなど，ポートフォリオは自分のために活用することが大事である.

経験の蓄積が必ず助産師としての専門性の強化につながることを一人ひとりに認識してもらい，自らのキャリアデザインをもてるよう自分のためにポートフォリオを活用することを支援していく姿勢が管理者には求められる.

2　ポートフォリオの例

ポートフォリオはあくまで個人のものである. 書式は施設オリジナルのものでも，ポートフォリオのシートの例（**図 5-1，5-2**，166〜167 頁）を参考にして作成してもよい.

［ポートフォリオシートに掲載する内容の例］
- 個人基礎データ
- 個人目標シート
- 研修など受講一覧，研修受講記録
- 助産実践報告書（分娩介助，妊婦健康診査，産褥期の健康診査，新生児の健康診査など）

- 学術集会参加記録
- 研究発表および投稿記録
- 教育・社会活動など記録一覧
- 集団指導（母親学級，両親学級，退院指導など）実践記録
- プライマリーケース一覧

第VI章

助産実践能力習熟段階
（クリニカルラダー）®
レベルⅢ認証制度

認証機関について

　日本助産評価機構（以下，評価機構）は，助産師教育に関する「固有の評価基準」をもち，文部科学大臣から「専門職大学院のうち助産分野の評価を行う認証評価機構」の認証を 2008 年に得て活動している．現在は主な事業として，専門職大学院をはじめとする助産師教育機関や助産所の適格認定，助産師教育・助産実践に関する情報の交換・収集，そして助産師教育・助産実践に関する普及・啓発などを行っている．

　各評価組織は，認証評価評議会，評価委員会，評価チームからなり，構成員は助産師のみならず産婦人科医師，新生児科医師，有識者が入り，さまざまな立場から公正中立な評価を行っている．

　2014 年 11 月，さらなる社会貢献を果たすことを目的とし，特定非営利活動法人から一般財団法人日本助産評価機構に組織変更をし，公益社団法人日本看護協会が構成団体として加わった．そして特定非営利活動法人日本助産評価機構からこれまでの事業を引き継ぎ，助産教育・助産実践の第三者評価にかかわる事業を担うことになった．2015 年度より助産実践の第三者評価の事業として，助産師の個人認証「アドバンス助産師®」を開始した．この個人認証は，「日本助産実践能力推進協議会」（日本看護協会・日本助産師会・日本助産学会・全国助産師教育協議会・日本助産評価機構の 5 団体）が資格要件，研修・試験制度，更新制度などの検討を重ねて全国共通の仕組みとしてスタートしたものである．2020 年 4 月現在で「アドバンス助産師®」認証者は 12,739 名である．評価機構は，母子を中心とした社会の安全・安心の構築に寄与し，一層の社会貢献を目指している．

認証制度導入の目的

　助産実践能力習熟段階（クリニカルラダー）® レベルⅢ認証制度とは，助産実践能力が一定の水準，つまり助産実践能力習熟段階（クリニカルラダー）® レベルⅢに達していることを評価する制度である．具体的には，助産業務に従事している助産師が，社会の要請に応じた能力に対応する経験をし必要な研修などを受講していることや，助産に関する知識・技術がブラッシュアップできているかということなどを確認する仕組みである．その目的は，以下の 3 つである．
　①妊産褥婦や新生児に対して良質で安全な助産とケアを提供できる．
　②助産師自身が助産実践能力を自覚することで，助産師が継続的に自己啓発を行い，専門的能力を高める機会になるとともに，より明確な目標をもつことにつながる．
　③社会や組織が助産師の実践能力を客観視できる．
　また，助産実践能力習熟段階（クリニカルラダー）® レベルⅢを認証するこ

との意義については，以下のとおりである．

　わが国では助産師の免許制度が更新制ではないため，免許取得後，助産師個人の経験や学習による能力を知る術がない．さまざまな周産期医療提供環境によって，助産師の実践能力の低下が懸念されている現在にあっては，計画的に助産実践能力を強化し，その能力を第三者に示すことが不可欠である．助産実践能力習熟段階（クリニカルラダー）® レベルⅢを認証された助産師は「アドバンス助産師®」とよばれ，自律して助産ケアを提供できる助産師として公表することができる．組織にとっては，助産ケアの質が保証でき，その組織が提供する周産期医療機能を果たすことにつながることは間違いない．産科医師にとっては，誰が自律して助産ケアを提供できる助産師であるかがわかり，適正に役割分担をすることが可能となる．助産師個人が助産実践能力習熟段階（クリニカルラダー）® レベルⅢの認証を受けることで，妊産褥婦やその家族をはじめとする社会の人々に専門職としての責任を果たし，助産実践の質の向上に貢献することができる．このことは，ケアの対象である妊産褥婦や家族からのさらなる信頼につながるであろう．

　さらに，この認証制度は5年ごとの更新制であるため，助産師は自己の知識や技術をブラッシュアップすることができ，助産実践能力の維持・向上につながる．助産実践能力習熟段階（クリニカルラダー）® レベルⅢを認証するこの制度は，より一層助産師の専門性を高めることにもつながる．

　制度が開始してから3年目には，第7次医療計画の周産期医療の医療体制構築に係る現状把握の指標として「アドバンス助産師®」が明記された．さらに，2018年度の診療報酬改定で新設された「乳腺炎重症化予防ケア・指導料」算定のための施設基準に示された「医療関係団体等から認証された専任の助産師」が「アドバンス助産師®」を指すとされている[1] など，社会での活躍が期待されている．

③ 認証制度の仕組み

　申請に関する手続きは，すべて評価機構の申請サイト「アドバンス助産師プラットフォーム（https://amp.josan-hyoka.org/login）」で行う．新規ユーザー登録するとログイン可能となる．「アドバンス助産師プラットフォーム」には評価機構のウェブサイト上のバナーからもアクセス可能である．

　申請は，毎年8月に開始する．申請予定者は，申請までに「アドバンス助産師プラットフォーム」に受講した研修や実施例数を登録する．登録が完了し，要件を満たすと申請書類がダウンロードできるようになる．実施例数承認および施設内承認を受け，「アドバンス助産師プラットフォーム」へ申請書類をアップロードすると，8月の申請期間中に申請可能となる．申請後は，評価機構が書類審査を行う．書類審査を通過した者は，申請料金を支払い，試験に進む．

　書類審査，試験の両方に合格し，助産実践能力習熟段階（クリニカルラダー）® レベルⅢを認証されたら，評価機構より認証書が交付される．認証を受けた助産師は，助産実践能力を維持するために5年ごとに更新を行う．知識

や情報，経験のブラッシュアップを目的としているため，新規申請・更新申請の要件は常に見直しが行われる．最新情報は，評価機構のウェブサイトで確認していただきたい．

4　新規申請要件

　助産実践能力習熟段階（クリニカルラダー）® レベルⅢ認証の新規申請要件は，到達の条件の達成および必須研修・ステップアップ研修受講である（**表6-1**）．到達の条件は，助産師免許取得後から申請までの期間に達成，必須研修・ステップアップ研修は申請までの約5年間に受講していることが求められる．

　到達の条件となっている例数には，定義が設定されている．たとえば，分娩介助1例とは，

①経腟分娩介助は直接介助を1例とする．分娩第1期から4期（分娩後2時間）まで助産診断に基づいたケアを実践したものを1例とする．

②緊急帝王切開では，分娩第1期の経過をケアしていれば1例とする．

③助産実習で指導しながら学生が分娩介助した場合も，1例とカウントできる．

表 6-1　助産実践能力習熟段階（クリニカルラダー）® レベルⅢ認証新規申請要件

到達の条件	必須研修・ステップアップ研修
助産実践能力習熟段階（クリニカルラダー）® レベルⅢ総合評価 B 以上	必須研修「新生児蘇生法（NCPR）B コース以上」の受講
分娩介助例数 100 例以上（うち 70 例以上は経腟分娩）	必須研修「分娩期の胎児心拍数陣痛図（CTG）に関する研修」の受講
新生児の健康診査 100 例以上	必須研修「フィジカルアセスメント：妊娠期」の受講
妊娠期の健康診査 200 例以上	必須研修「フィジカルアセスメント：脳神経」の受講
産褥期の健康診査 200 例以上	必須研修「フィジカルアセスメント：呼吸/ 循環」の受講
プライマリーケース 20 例以上	必須研修「フィジカルアセスメント：代謝」の受講
集団指導（小集団指導）の実践・指導ができる	必須研修「フィジカルアセスメント：新生児」の受講
母親学級・両親学級の実践・指導ができる	必須研修「子宮収縮剤の使用と管理」の受講
緊急時の対応（BLS，多量出血等）の実践・指導ができる	必須研修「助産記録」の受講
	必須研修「妊娠から授乳期における栄養」の受講
	必須研修「周産期のメンタルヘルス」の受講
	必須研修「母体感染のリスクと対応」の受講
	ステップアップ研修「出血時の対応に関する研修（常位胎盤早期剥離）」の受講
	ステップアップ研修「周産期の倫理に関する研修」の受講
	ステップアップ研修「助産師および後輩教育等に関連した研修」の受講
	ステップアップ研修「指定学術集会への参加」1 回

④申請要件として，分娩介助例数のうち 70% 以上は経腟分娩介助とする．予定帝王切開は 1 例に含まない．

このように，妊婦健康診査やプライマリーケースなどについても定義している（第 V 章**表 5-3**，179 頁）．

到達の条件の実施例数要件については，所属施設の上司にポートフォリオを提出するなどして実施例数承認を受ける．転職などにより現在の所属施設ですべての実施例数承認を受けることが難しい場合は，過去の所属施設で実施例数承認を受けてもよい．

到達の条件にある助産実践能力習熟段階（クリニカルラダー）® レベル III 総合評価については，「2019 年度改訂助産実践能力習熟段階（クリニカルラダー）活用ガイド」（日本看護協会）に従って自己評価，他者評価，上司評価を行い，「B」以上となれば達成とする．

必須研修・ステップアップ研修については，評価機構が承認した研修の中から受講し，受講証明書類を保管する．助産に関する知識・技術は常にブラッシュアップする必要があるため，研修は申請までの約 5 年間に受講するものとする．

5 認証の方法・試験

認証申請にあたっては，施設内承認が必要である．施設内承認書，実施例数承認書，必須研修・ステップアップ研修の受講証明書類（修了証・参加証）を承認者に提出し，申請要件を満たしていること，および助産実践能力習熟段階（クリニカルラダー）® レベル III 総合評価 B 以上であることに関して施設内承認を受ける．施設内承認書には，所属施設の責任者による署名・捺印が必須である．

助産実践能力習熟段階（クリニカルラダー）® レベル III 認証の新規申請書類は，**表 6-2** に示したとおりである．施設内承認書，実施例数承認書，助産師免許証の写しを「アドバンス助産師プラットフォーム」にアップロードし，申請を行う．研修の受講証明書類のアップロードは不要であるが，審査において追加提出が必要となる場合があるため，最終結果発表まで手元に保管する．書類審査通過後，申請にかかる費用の支払いとなる．

次に，試験の概要について述べる．試験は，妊産褥婦と新生児が安全で安心な分娩を行うことのできる知識を申請者が備えていることを確認するために行うものである．方法としては，書類審査合格後，定められた期間にウェブにて試験を受験する．試験は申請サイト「アドバンス助産師プラットフォーム」上

表 6-2　助産実践能力習熟段階（クリニカルラダー）®
**　　　　レベル III 認証新規申請書類**

・施設内承認書
・実施例数承認書
・助産師免許証の写し

で実施され，出題数は 30 問で，60％以上の正答率で合格となる．

　書類審査と試験の両方に合格すれば認証となり，認証者には，認証書・認証カード・認証バッジが送付される．認証を受けた助産師の呼称は「アドバンス助産師®」である．評価機構のウェブサイト上で所属施設別のアドバンス助産師数が掲載される．

　認証申請の流れについては，評価機構のウェブサイト（http://www.josan-hyoka.org/）から常に最新情報を得ていただきたい．

6　更新制度について

　助産実践能力習熟段階（クリニカルラダー）® レベルⅢ認証制度では，日本看護協会が助産師の継続教育体制として開発した助産実践能力習熟段階（クリニカルラダー，CLoCMiP：Clinical Ladder of Competencies for Midwifery Practice）® 2) のレベルⅢの段階に達していることが客観的に審査され，認証された助産師は「アドバンス助産師®」とよばれる．

　審査においては，助産師が日々の助産業務に従事している中で，社会の要請に応じた経験を積んでいるか，必要な研修を受講しているか，助産に関する知識や技術がブラッシュアップできているかなどが確認される．審査は標準化された指標に基づいて行われるため，助産師が国内のどこで就業していたとしても，一定の基準を満たせば助産実践能力習熟段階（クリニカルラダー）® レベルⅢの能力が認証される．そのため，ケアの受け手である妊産婦はもとより，助産師を雇用する施設の管理者から，あるいは助産師と協働する多職種チームメンバーから，アドバンス助産師® としてその能力が広く認知されることになる．

1　助産実践の中枢となるアドバンス助産師® への期待

　アドバンス助産師® は，主に院内助産や助産師外来で活躍することが期待される．「院内助産・助産師外来ガイドライン 2018」3) によれば，院内助産は，緊急時の対応が可能な医療機関において，助産師が妊産褥婦とその家族の意向を尊重しながら，妊娠から産褥 1 か月頃まで正常・異常の判断を行い，助産ケアを提供する体制であり，一方，助産師外来は，緊急時の対応が可能な医療機関において，助産師が産科医師と役割分担をし，妊産褥婦とその家族の意向を尊重しながら，健康診査や保健指導を行うことであると定義している．どちらも助産師主導の妊産褥婦へのケア提供体制であり，担当する助産師は，助産実践能力習熟段階（クリニカルラダー）® レベルⅢ以上の助産実践能力を保持していることが強く推奨される．

　また，「産婦人科診療ガイドライン産科編 2020」4) においても，「助産ケア中心の妊娠・出産支援システムの対象にできる妊娠および分娩とその管理は？」という CQ（clinical question）に対して，「Answer ①対象にできる妊娠および分娩は，各施設においてあらかじめ常勤医師と常勤助産師とで協議して定め

られた基準に基づいて決定する（推奨レベルB：実施すること等が勧められる）．②異常時に的確な医療介入が行えるよう『速やかに医師へ紹介するシステム』を構築する（推奨レベルC：実施すること等が考慮される）」の2点が示されている．その解説には，日本産科婦人科学会医療改革委員会（現：サステイナブル産婦人科医療体制確立委員会）によって「実力を持った（正常分娩を任せることのできる）助産師を育成する体制を整備すること」と「助産師の助産実践能力養成を推進すること」が提言されていることが記されている．すなわち，産婦人科医師からも助産実践能力習熟段階（クリニカルラダー）® レベルⅢ認証制度によって認証されたアドバンス助産師® が，助産ケア中心の妊娠・出産支援システムを管理することが期待されていると受け止められる．

更新制度の意義

● 一層の専門性強化へ

助産実践能力習熟段階（クリニカルラダー）® レベルⅢ認証申請制度は，認証期間を5年間としている．5年ごとの更新制とすることでアドバンス助産師® が自己の知識や技術を最新のものにし，さらに磨きをかけて，より一層助産師の専門性を高めることを目的とするためである．

日本においては，助産師免許は国家資格であるものの更新制ではない．免許取得後に，助産師個人の経験や学習による自助努力に頼るのみでは能力にばらつきが生じてしまうため，国家資格を有するだけで助産実践能力を保証することにはつながらない．現在はさまざまな周産期医療提供環境によって助産師の高度な実践能力が求められるので，助産師自身が計画的に助産実践能力を強化し，その能力を客観視できる形で示すことが不可欠となる．

● 社会からの期待

周産期医療の提供において求められる知識や技術は日々深化し，拡大している．それに伴い，診療やケアに関するガイドラインなども次々に改定される．「産婦人科診療ガイドライン」「JRC蘇生ガイドライン」「助産業務ガイドライン」「エビデンスに基づく助産ガイドライン」「周産期メンタルヘルスコンセンサスガイド」などは3～5年で改訂され，「産科医療補償制度 再発防止に関する報告書」は毎年発行される．

昨今では，アドバンス助産師® の社会的認知度も向上し，2017年には第7次医療計画における周産期医療の現状把握の指標[5] として明記された．また，2018年度の診療報酬改定[6] で新設された「乳腺炎重症化予防ケア・指導料」算定要件にも，施設基準で求める「助産に関する専門の知識や技術を有することについて医療関係団体等から認証された専任の助産師」とは，現時点では「アドバンス助産師®」であるとの見解が示された[1]．直近2020年度の診療報酬改定[7] でも，総合入院体制加算の個別改定項目「医療従事者の勤務環境改善の取組の推進」において，施設基準に「院内助産又は助産師外来の開設による病院勤務医の負担軽減」が追加され，アドバンス助産師® の一層の活躍が期待されている．

　　出産環境や子育て環境に対する課題が山積している状況にあって，2019年には成育基本法が制定され，母子保健法の一部改正による産後ケア事業の法制化も行われた．また，働き方改革などによって産婦人科医師から助産師へのタスク・シフティングも提案され，アドバンス助産師が担うべき役割は大きく広がっている．

　　こうした役割期待に応えるべく，周産期医療現場に就業する助産師には，否応なく助産実践能力の強化が求められる．一度助産実践能力習熟段階（クリニカルラダー）® レベルⅢに認証された助産師は，更新の意義について十分認識し，助産実践能力の維持・向上を続け，専門性を一層高めるための努力を惜しまず，更新を重ねていくことを期待する．

7 コア・コンピテンシーを活用した助産実践能力認証制度への期待

　　助産師は産科医師にとって，かけがえのないパートナーである．

　　助産師と産科医師の協働により，妊産褥婦の安全と安心が確保される．この協働を，昨今の産科医師不足や医師の働き方改革で盛んに議論されているタスク・シフティングの一端と考える向きもあるが，果たしてそうであろうか．単に仕事を分割し移管しただけでは，安全と安心が半分ずつになってしまいそうだ．2つの専門職が重複し妊産褥婦にかかわることで，より濃密な管理となり，安全でかつ安心な出産が約束されるのである．

　　院内助産システムや助産師外来はその協働のよい例である．しかし，院内助産システムにおいては全国の普及率は低く，十分な数字に至っていない．これらを成し遂げるため，何が必要になるのか．円滑な運用のためのルールやシステム作りも大切であるが，最も重要なことはお互いのパートナーをよく理解し，尊重し合うことではないだろうか．

　　今，医師の世界は大きく変わろうとしている．かつて医療の善し悪しに大きくかかわっていた個人の裁量は，エビデンスに基づく医療へと転換され，ガイドラインを遵守した診療が日常的に行われるようになってきた．この傾向は卒前・卒後の医学部教育においても同様である．国家試験のみが医師の質を担保していた時代から，CBT（computer based testing），OSCE（objective structured clinical examination），医師臨床研修制度などが義務化され個々に求められる知識，技能がより明確に規定されるようになった．これらは，全国どこでも均一で標準化された医療サービスの提供を可能にし，標準化は医療水準の向上に直接関連する．

　　こうした医師の育成システムと比較すると，助産師の育成プログラムは実に多様である．助産師免許取得までの教育課程（教育施設）もさまざまで，専修学校，短期大学専攻科，大学専攻科，大学院など異なる経路や経験を経て助産師になる．また，国家試験合格後の研修制度も統一されたものはない．個々のスキルは各施設の研修システムに委ねられ，形成されてきた．この多様性は個性豊かな助産師の育成にはつながるものの，果たしてすべての助産師の質を担

保しているであろうか．仮に質にばらつきがあれば，すべての助産師に全幅の信頼をおき，院内助産システムを構築しパートナーシップを結ぶことは困難になるのではないか．少なからずそう感じている医師は多い．

　この状況に一石を投じたのが，コア・コンピテンシーを活用した助産実践能力認証制度である．コア・コンピテンシーとして助産師に求められる必須の実践能力が示されたことは，助産師のスキルを向上させるだけでなく，その標準化を促し，全国でより質の高い助産の提供を可能にするものと期待される．相互理解を深め，医師と助産師がそれぞれの特性を活かし，対等な立場で協働することで，より質の高い妊産褥婦管理が実現する．

　この制度に寄せる期待は大きい．より多くの助産師が認証を獲得し，全国さまざまな場所で真の協働が実践されていくことを期待するものである．

● 引用文献

1) 厚生労働省保険局医療課：疑義解釈資料の送付について（その1）．2018.
2) 日本看護協会：2019年度改訂助産実践能力習熟段階（クリニカルラダー）活用ガイド．2020.
　 https://www.nurse.or.jp/home/publication/pdf/guideline/CLoCMiP_katsuyo.pdf#search
3) 日本看護協会：院内助産・助産師外来ガイドライン2018．2018.
　 https://www.nurse.or.jp/home/publication/pdf/guideline/innaijosan_2018.pdf#search
4) 日本産科婦人科学会，他 編：産婦人科診療ガイドライン産科編2020．日本産科婦人科学会．2020.
5) 厚生労働省：周産期医療について，第16回医療計画の見直し等に関する検討会資料．2019.
　 https://www.mhlw.go.jp/content/10800000/000571647.pdf#search
6) 厚生労働省：平成30年度診療報酬改定について．2018.
　 https://www.mhlw.go.jp/stf/seisakunitsuite/bunya/0000188411.html
7) 厚生労働省保険局医療課：令和2年度診療報酬改定の概要（働き方改革の推進）．2020.
　 https://www.mhlw.go.jp/content/12400000/000603943.pdf#search

索引